THE ULTIMATE SICKLE CELL Activity Book

By Elle Cole

Illustrations by Kate Hamernik

The Ultimate Sickle Cell Activity Book by Elle Cole

Copyright © 2021 Elle Cole

Published by Cleverly Changing Press

Cover Design: David Cavins

Illustrations: Kate Hamernik

Layout & Design: David Cavins

All rights reserved. No portion of this book may be reproduced in any form without permission from the publisher, except as permitted by US copyright law. Uploading or distributing photos, scans, or any content from this book without prior permission is theft of the author's intellectual property. Please honor the author's work as you would your own. Thank you in advance for respecting the author's rights. For permissions, contact: Contact@CleverlyChanging.com or call 410-429-7043.

For information about special discounts available for bulk purchases, sales promotions, fundraising, and educational needs, contact: Contact@CleverlyChanging.com.

ISBN: (print) 978-1-7350498-5-4

Printed in the United States of America.

Author's Note to the Reader

Taking care of a loved one with sickle cell disease (SCD) has its challenges, but with love, care, and following doctors' orders, people living with SCD can lead a healthy, inspiring life.

Hopefully, this book will help others understand what happens in the life of someone who is living with sickle cell disease. This book also highlights some of the African American pioneers who made it their mission to help sickle cell patients live longer. While using this book, you may come across terms you don't know. Write the words down, research them, and ask a doctor for clarification. For specifics or questions about SCD, contact a hematologist in your area.

If you want to learn more about SCD, purchase A Sickle Cell Coloring Book for Kids, which is an educational guide to help people understand terms and the development process of someone who is living with sickle cell disease.

Please show your appreciation for this book by leaving us a review on Amazon.

BOOK BONUSES

When you order your copy of The Ultimate Sickle Cell Activity Book, leave a review on Amazon.com, and enter your purchase information on the landing page sicklecellbooks.com and you'll receive the following free bonus gifts:

- FREE Activity Sheets
- FREE Coloring Sheets
- Discount Code for "A Sickle Cell Coloring Book for Kids" or "ABCs of Sickle Cell Disease"

Table of Contents

Know, What, Learn...6

Sickle Cell Disease Timeline...7

Section 1 - Sickle Cell Trait...12

Section 2 - What is Blood?...20

Section 3 - Red Blood Cells..30

Section 4 - Sickle Cells: Unhealthy Red Blood Cells..38

Section 5 - How Sickle Cell Affects the Body...46

Section 6 - Sickle Cell Disease, Pain, and Blocked Blood Vessels...............................54

Section 7 - The Genetics of Sickle Cell..62

Section 8 - Diet and Nutrition...73

Section 9 - Mental Health..82

Section 10 - Sickle Cell Treatments..88

Know, What, Learn..97

Glossary...98

References..101

Answer Key..103

Short Term Goals

In this book we educate people about sickle cell disease. People living with sickle cell disease can dream big and live successful lives. Many are learning how to accomplish their goals despite living with this genetic disorder. Answer the prompts below to help you start planning your own short term goals.

Write four things you want to accomplish in the near future.

1.

2.

3.

4.

Share why each goal you listed is important to you.

1.

2.

3.

4.

What plan do you have in place to make sure you accomplish your goals?

1.

2.

3.

4.

5.

What will be the very next step you take to make your goals come to fruition?

_____

_____

_____

Know, What, Learn

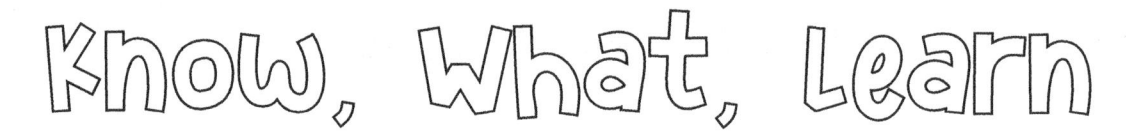

Before you get started with this activity book, take a few minutes to jot down some facts and information you already know about sickle cell disease.

_____
_____
_____
_____
_____

Next, identify what you want to know about the genetic disorder.

_____
_____
_____
_____
_____

Lastly, write down what you would like to learn about the condition.

_____
_____
_____
_____
_____
_____
_____

Sickle Cell Disease Timeline

The following brief timeline focuses on meaningful sickle cell disease events in the United States and some of the pioneers who made significant impacts in the Sickle Cell Community.

As you complete each activity, you will gain more understanding and knowledge about sickle cell disease. Answers for the activities within the book are found in either the timeline, section descriptions, or glossary.

Timeline: To understand sickle cell disease, we have to learn where it originated. In this book, the timeline of events are shared as they were recorded in the United States. However, the first instances of the disease in the US were discovered in the Southern Journal of Medical Pharmacology in 1846, which described the absence of a spleen in the autopsy of a runaway slave. There are even earlier accounts of sickle cell disease found in African literature and oral histories.

1910

In 1910, Drs. James Herrick, the head physician, and Earnest Irons, an intern, made a fascinating discovery. Irons learned that his patient, Walter Clement Noel, had blood cells that were not round but were pear-shaped and elongated (a description we now call "sickled"). Irons took a particular interest in the care and health of Noel. Noel was a young, Black, wealthy dental student attending the Chicago College of Dental Surgery from the Caribbean island of Grenada. Noel lived from 1884-1916.

1922

In 1922, a young medical resident at Johns Hopkins University, Dr. Verne Rheem Mason, coined the term "sicklecell anaemia" for the disease.

1937

Dr. William Warrick Cardozo concluded in his 1937 published writings that sickle cell anemia was an inherited disease found in many people of African descent. He was a pediatrician and medical pioneer who is remembered as the doctor who revealed that sickle cell was an inherited familial disease passed down to a couple's offspring.

1938

Dr. Charles Drew was a surgeon who is known as the father of blood banks. He is remembered for developing a process in 1938 that preserves blood, and he organized the first large-scale blood bank in the United States. His research proved that plasma could be stored by freezing or drying it and then used at a later date.

1955

Dr. Angella Dorothea Ferguson developed a blood test that allowed physicians to detect sickle cell when a child was born. This became the standard test used in the United States.

1971

The National Association for Sickle Cell Disease (now known as the Sickle Cell Disease Association of America) was founded in 1971 by Dr. Charles F. Whitten, a pediatrician and sickle cell disease expert.

1970

Dr. Yvette Francis-McBarnette was a pediatrician born in Kingston, Jamaica. She became a pioneer in treating children with sickle cell anemia. In 1970, as a result of her research with antibiotics, she became one of the first doctors to successfully use antibiotics to treat children with sickle cell anemia. This was fifteen years before the effectiveness of antibiotics was confirmed.

1972

In 1972, Dr. Roland Boyd Scott founded Howard University's Center for Sickle Cell Disease. He and other doctors lobbied Congress for the Sickle Cell Anemia Control Act of 1971. He spent his life raising awareness, researching, and teaching others about sickle cell disease. He is remembered as the father of research in sickle cell disease.

Kimberlin Wilson-George's doctors at St. Jude Children's Research Hospital in 1983 were trying to stop leukemia from spreading throughout her body. Surprisingly, the bone marrow transplant she underwent for leukemia also cured her sickle cell disease. This procedure made her the first person in the world to be cured of sickle cell disease.

1983

In 1998, hydroxyurea became an approved treatment for patients living with sickle cell disease.

1998

1987

In 1987, Dr. Doris Wethers was the chairwoman of a National Institutes of Health panel that recommended routine testing for newborn babies regardless of race or ethnicity. She is remembered as one of the doctors who led the initiative for newborn screenings nationwide.

PA Sibling Cord Blood Program was started to collect umbilical cord blood from sibling donors in families with children who have SCD or thalassemias.

2001

2004 — The United States Postal Service issued a Sickle Cell Disease postage stamp to raise awareness and promote early testing for sickle cell disease.

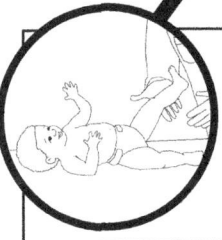

2006 — By 2006, all states mandated universal newborn screening for sickle cell disease.

2009 — A modified blood adult stem-cell transplant reversed sickle cell disease in 9 out of 10 patients who particpated in a 2009 National Heart, Lung, and Blood Institute study.

2017 — Endari (L-glutamine oral powder) became the first sickle cell drug in over 20 years approved by the U.S. Food and Drug Administration. It treats sickle cell patients by reducing pain and other complications.

2019 — In 2019, Victoria Gray became the first person in the US with sickle cell disease to receive the gene-editing (CRISPR) treatment, which cured her of sickle cell disease.

Published by Cleverly Changing Press. Copyright protected. 978-1-7350498-5-4 The Ultimate Sickle Cell Activity Book

Section 1 - Sickle Cell Trait

Some researchers believe the sickle cell trait gene results from a life-saving mutation that helped protect people from contracting malaria. Malaria is a fever caused by a parasite found in mosquitoes, leading to an infection within a person's red blood cells.

Sickle Cell Trait (SCT) is not the same as sickle cell disease. It is a genetic trait that occurs when a person has both healthy and unhealthy hemoglobin. Children who are born with SCT received the gene from at least one of their parents. Couples are encouraged to seek genetic counseling to learn more about the genetic implications. If both parents carry the sickle cell trait, with each pregnancy their children will have a 25% chance of being born with sickle cell disease.

People worldwide can carry the sickle cell trait and are encouraged to stay well hydrated, especially when exercising at high altitudes. They should also get regular eye exams and check-ups with their primary care physician.

Sickle cell trait is not always asymptomatic as was once thought. Researchers and healthcare professionals are learning SCT carriers can be at greater risk for certain health complications such as hyphema, which is an eye disease, exertional rhabdomyolysis caused by the breakdown of skeletal muscle, renal medullary carcinoma, a rare form of kidney cancer, and other complications.

DEEPER THOUGHT QUESTION

Considering the time period, why do you think Dr. Earnest Irons kept meticulous notes on his patient Walter Clement Noel?

_____
_____
_____
_____
_____
_____
_____
_____
_____
_____
_____
_____

Trait Facts or Fiction

1. Sickle cell trait is the same as sickle cell disease?

    A. True

    B. False

2. All people should make sure they are well hydrated.

    A. True

    B. False

3. Sickle cell trait is a genetic trait.

    A. True

    B. False

4. Sickle cell trait is always asymptomatic.

    A. True

    B. False

5. It is especially important for athletes to be aware of their sickle cell trait status before participating in sports.

    A. True

    B. False

6. If 2 people who carry the sickle cell trait procreate together, there is a 25% chance of them producing a child who has sickle cell disease.

    A. True

    B. False

7. Only Africans carry the sickle cell trait.

    A. True

    B. False

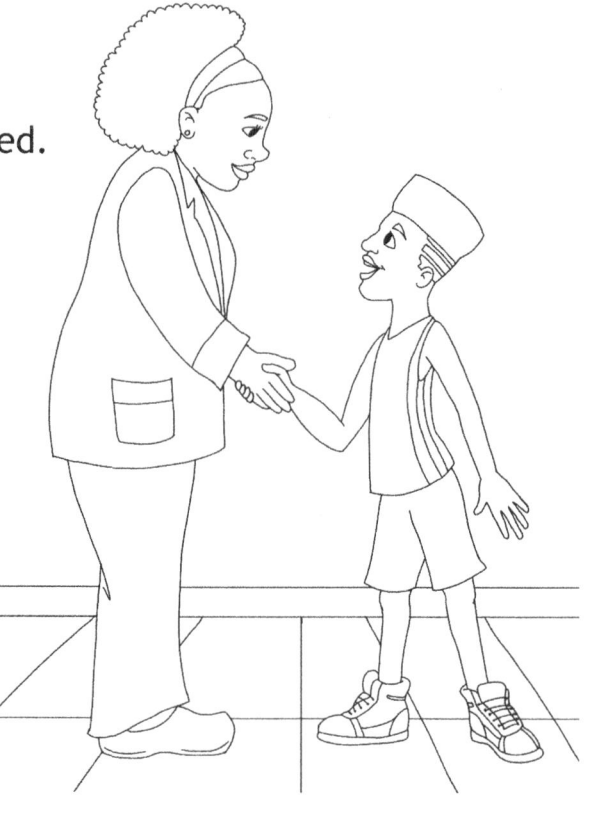

8. People can learn whether they carry the sickle cell trait through a blood test.

    A. True

    B. False

9. People who carry the sickle cell trait should avoid over exertion.

    A. True

    B. False

10. SCT is an abbreviation commonly used to represent sickle cell trait.

    A. True

    B. False

11. It is estimated that five percent of people in the world carry the sickle cell trait.

    A. True

    B. False

12. Factors that can increase the risk of sickling in a person with sickle cell trait is heat, stress, exertion, dehydration, illness, asthma, and altitude.

    A. True

    B. False

TRUTHS ABOUT THE TRAIT

Word Bank

Exertion

Trait

Altitude

Normal

Kidney

Hyphema

Muscle

Altitude

Across

2 _____ is a rare eye disease, which occurs more often in people who are SCT carriers.

7 In high _____ environments, people with SCT could be at greater risk for suffering from rare complications.

8 _____ red blood cells usually last for 120 days in a person's body.

Down

1 On rare occasions, people with sickle cell trait could be at risk for renal medullary carcinoma, a rare _____ cancer.

3 People who suffer from sickle cell trait should be aware _____ can cause SCT complications.

4 Those living with sickle cell may be more protected from contracting _____.

5 People living with SCT are at greater risk of con tracting exertional rhabdomyolysis, which causes a severe breakdown of skeletal _____ resulting from extreme physical exertion.

6 Although sickle cell _____ does not cause complications in many people, it can.

Published by Cleverly Changing Press. Copyright protected.   978-1-7350498-5-4 The Ultimate Sickle Cell Activity Book

Sickle Cell Trait Word Search

```
              Y C R P E Z S W E Z
            Z U A Z V F H Z F Q Q M U H E Y
          N P X Z O L X X E M T L K N B L L Y I L
        A F X D B E K Y Q X Y T Q E A Q T R V Z U P
      B D E U K Y K C H D Z R A G L A P B K J E C L Q A G
      E E F Z H V Y I T B W N C W W W F Z C B S V Q S C F A Y
      Z Y J F W Z S T D K A E Y W Z U S P R H W U E P U P E D P V
      B U Z G A P C A Q B P Y S E Z E Q P Z X J W I V X O W X D P G R
      Q N O N E S X V F X A R Q O X I C D I L Z Y P P D K G D Q U Z Z
      A T Z N E E D C I A T F V V N X Y B D Y K X Z D R N M I V O G T T T
      I H O F D O A D M R H B Z F P M N X Y N O I Y N F M B K J Q Y F U I U W
      E C Q S C K W U T N E A N N O S X H G T T P F N C V M G I A A L W C T D
    O E I Z R V D S C J K V E E H W P W A M U C I O P N M E F J W D V O Z V L A
    D Y L K X T M H L C T S E N S D F E T J R U E K A M D M X V W L G X S R Y A
    H E M O L Y S I S R S I F K I I K F A B D I H O L G R G I U S J J V S G P T
  M R Q P J P B G J V P T Y Z S T N A K U I E A M V H I L S A Y N W U W S M P X I
  E R O G B Y T N B N K F X D R P F G M M B D J A J D R U Y T I D E R E H G M W C
  B A V P Q M V X W C Z P C Z A Q L Z X O Q H D P H G Y Q U M M K E Q S H Y Q K T
  H F V I F G F B V V Y H A A R B S E S A C W M I S J H W K Q B R K K O Y X R O Z
  B T T I A R T F M P F C B U N M W M E J H Q I G A X M X U M U B N F I D D J S X
  R B D S R Q P A K I J B O E I O H K N N I T L J F W I A U S L F O U H R Y E C Z
  C D F L A B O N D G N U H H P X A P M T E G I T F P O S S E F U C P R A F D X T
  E M O A P T V U V Q J Z P M T T U X D M R G S O C V C E S U C N O P W T J O L P
  N G F P O E H I B B F Y O Q L E J X B J C L Q V Z L R S T H E X E R T I O N Y A
  A U E X Z V K L W Y X C H T U V G R G S G Y K Q E P B F N L L R M R S O H Z H Q
    E R N U I N Y E M D S W O R B S H O T P C U B E V Y G U Y P C O O I N E B Z
    N X N E Q L C W T S P S X X O U J Q L F P R Y I T I P H K L J O H R D D J U
    I W P D T N V E E E D J I I M P M W Z X E E J I F I N I E Z O Z Q X A S B A
      D Z I W I C T O X M C S T N P A G K A T Z S J F I K X B F L F U Y E G G
      Q A K H I C H M D N P V P A F T B K Q A N N T C K N P V B S L A W Q E A
      Y I B H O C E V G Y E W V C N D D F E A B J V E D A H W K Q W L N M
      T V N L E R O M J D Z T S G O E L T T G D A O I D M T R E S C E E U
      Y I I K X G U O G I O V W X J N P O K D X U X O U K P N X W U O
        W B U C D U N K K V N Y L I U O J C W T T U H Y Y H G X U A
          J J H O L W S F R D Q V C P V P S N K K W N T R O K I Y
          P L Q E T U E E U K R D Q V E W T N Q V D B Y T G K
            W T Z R A G L O W J W R O G J T R F O L I U Z A
              B L H C R I M O Y T X S D P N O U Y S F
                T L Q C N U Q V N V V R L K W C
                      V P G I F M X C B U
```

ALTITUDE	EYE PRESSURE	HEREDITY	SCREENING
ATHLETE	GENE	HYDRATION	SPLEEN
BLOOD TYPE	GENETIC COUNSELING	INTENSITY	TRAIT
EXERTION	HEMOLYSIS	MUSCLE BREAKDOWN	

SICKLE CELL TRAIT IN ATHLETES SECRET CODE

Decipher the message secret message below. Each number represents a letter. Look at the key below to determine the message.

__A__ __T__ __H__ __L__ __E__ __T__ __E__ __S__
 1   20   8   12   5   20   5   19

__W__ __H__ __O__ experience __P__ __A__ __I__ __N__
 23   8   15   17   1   9   14

during __E__ __X__ __E__ __R__ __C__ __I__ __S__ __E__
        5   24   5   18   3   9   19   5

__S__ __H__ __O__ __U__ __L__ __D__ tell someone
 19   8   15   21   12   4

immediately; especially if it is __L__ __E__ __D__ or lower back
                                  12   5   4

pain, __E__ __X__ __H__ __A__ __U__ __S__ __E__ __O__ __N__, trouble
       5   24   8   1   21   19   5   15   14

__B__ __R__ __E__ __A__ __T__ __H__ __I__ __N__ __G__, or cramping.
 2   18   5   1   20   8   9   14   7

A - 1	H - 8	O - 15	V - 22
B - 2	I - 9	P - 16	W - 23
C - 3	J - 10	Q - 17	X - 24
D - 4	K - 11	R - 18	Y - 25
E - 5	L - 12	S - 19	Z - 26
F - 6	M - 13	T - 20	
G - 7	N - 14	U - 21	

18

Published by Cleverly Changing Press. Copyright protected.   978-1-7350498-5-4 The Ultimate Sickle Cell Activity Book

I FEEL GREAT TODAY BECAUSE...

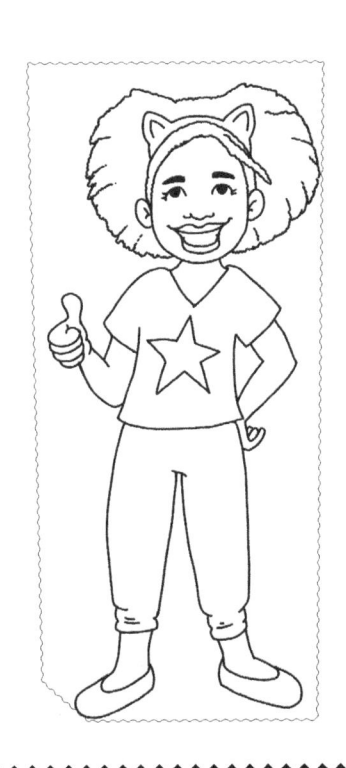

Section 2 – What is Blood?

The heart and blood vessels work together within the circulatory system to help blood travel throughout the body. Blood is positive and negative and can be both solid and liquid. Each person has three different types of blood: red blood cells (RBCs), white blood cells, and platelets. The solid form of blood contains platelets, white and red blood cells. The liquid form is called plasma. Platelets are also called thrombocytes which are tiny cells that cause blood to clump together and clot. The white blood cells are produced in a person's thymus gland and help fight infections.

A blood test can determine whether or a person has a hemoglobin disorder like sickle cell disease. A person living with sickle cell disease has sickled red blood cells because protein in the blood, called hemoglobin, causes the red blood cells to become crescent-shaped. These cells can become hard and sticky and cause pain. During a pain crisis, all blood cells (red blood cells, white blood cells, and platelets) can stick together and form clusters in blood vessels. Patients with sickle cell disease are encouraged to see a hematologist regularly. Hematologists are doctors who take care of patients with blood disorders.

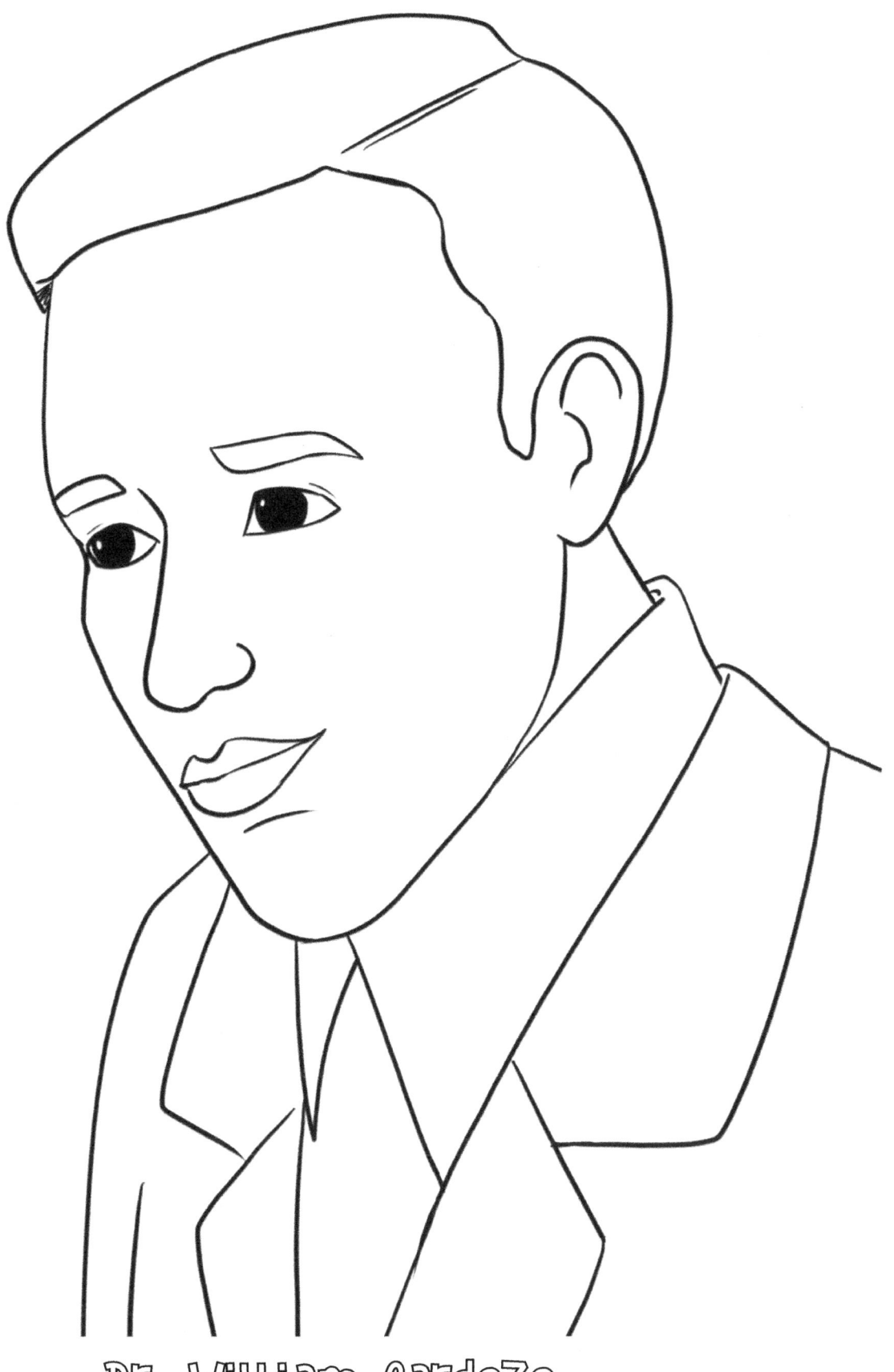

Dr. William Cardozo

(1905-1962)

DEEPER THOUGHT QUESTION

Why was Dr. Cardozo's discovery of identifying SCD as a familial disease so important?

All About Blood

Can you fill in the missing letters based on the letters provided? The words are provided at bottom of the page to help you.

1. _ _ l e _ n
2. H _ m o _ l _ b _ n
3. P l _ _ _ a
4. _ _ _ a t e l _ _ s
5. C l _ t _ _ g
6. _ r _ _ _ _ _ r o _ b _ c y _ t _ s
7. M _ r r _ _
8. _ _ y m _ _ _ s _ _ l a _ d
9. T _ _ _ _ s _ _ _ o r t s _ h _ _ _ _ _ _ o n e s
10. _ _ g h _ _ i n f e c t _ o _
11. _ a r r _ _ _ _ _ _ _ a r b o _ _ _ _ _ o _ i d e
12. D e _ i v e r _ _ _ y g _ _

Fight infection
Thrombocytes
Carries carbon dioxide
Thymus gland
Spleen

Hemoglobin
Clotting
Delivers oxygen
Platelets
Transports hormones

Plasma
Marrow

The Basics of Blood

Word Bank

Platelets
Plasma
Marrow
Hematologist
Positive
Four
Liquid
Red
Infection
Blood

Across

4 Blood is both solid and _____.

6 The liquid part of blood is called _____.

7 RBC is the abbreviation for _____ blood cells.

8 _____ tests are used to determine if a person has a hemoglobin disorder.

9 A specialist doctor who takes care of patients with blood disorders is called a _____.

10 Blood types can be _____ or negative.

Down

1 Different people have different blood types, there are _____ different blood types.

2 There are 3 different types of blood. Red blood cells, white blood cells, and _____.

3 Red blood cells are produced by bone _____.

5 White blood cells help people fight _____.

WHAT IS BLOOD SECRET CODE

Decipher the message secret message below. Each number represents a letter. Look at the key below to determine the message.

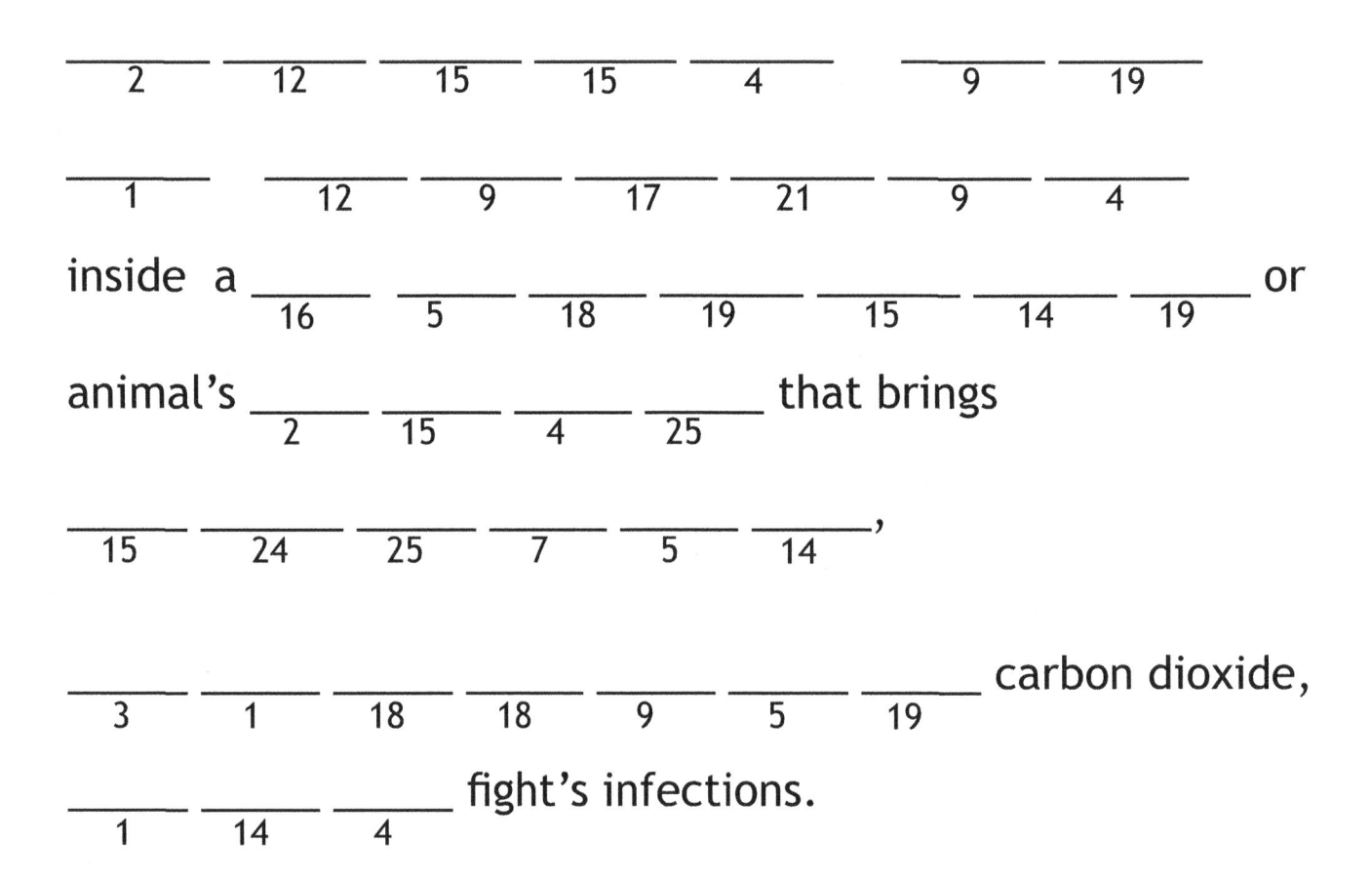

__B__ __L__ __O__ __O__ __D__ __I__ __S__
 2   12   15   15   4   9   19

__A__ __L__ __I__ __Q__ __U__ __I__ __D__
 1   12   9   17   21   9   4

inside a __P__ __E__ __R__ __S__ __O__ __N__ __S__ or
          16   5   18   19   15   14   19

animal's __B__ __O__ __D__ __Y__ that brings
          2   15   4   25

__O__ __X__ __Y__ __G__ __E__ __N__,
 15   24   25   7   5   14

__C__ __A__ __R__ __R__ __I__ __E__ __S__ carbon dioxide,
 3   1   18   18   9   5   19

__A__ __N__ __D__ fight's infections.
 1   14   4

A - 1	H - 8	O - 15	V - 22
B - 2	I - 9	P - 16	W - 23
C - 3	J - 10	Q - 17	X - 24
D - 4	K - 11	R - 18	Y - 25
E - 5	L - 12	S - 19	Z - 26
F - 6	M - 13	T - 20	
G - 7	N - 14	U - 21	

HERE ARE SOME REASONS I LOVE MYSELF...

Section 3 - Red Blood Cells

Red blood cells (RBCs) carry oxygen and carbon dioxide throughout a person's body. Healthcare workers are learning that sickle cell disease doesn't only affect a person's red blood cells but can impact all of their blood components such as plasma (carries cells and proteins), red blood cells (delivers oxygen), white blood cells (fights infection), and platelets (promotes clotting).

Each of the blood components listed above perform the blood's four primary functions in the body. Although there are different blood types, there are more red blood cells than white blood cells and platelets. The red blood cells are responsible for the red appearance of blood and are about 44% of the overall blood within a person's body.

There are many different variations of sickle cell disease. Patients with sickle cell disease who receive regular care from a doctor are asked to give the clinician samples of their blood. When blood is drawn, patients will feel a pinch.

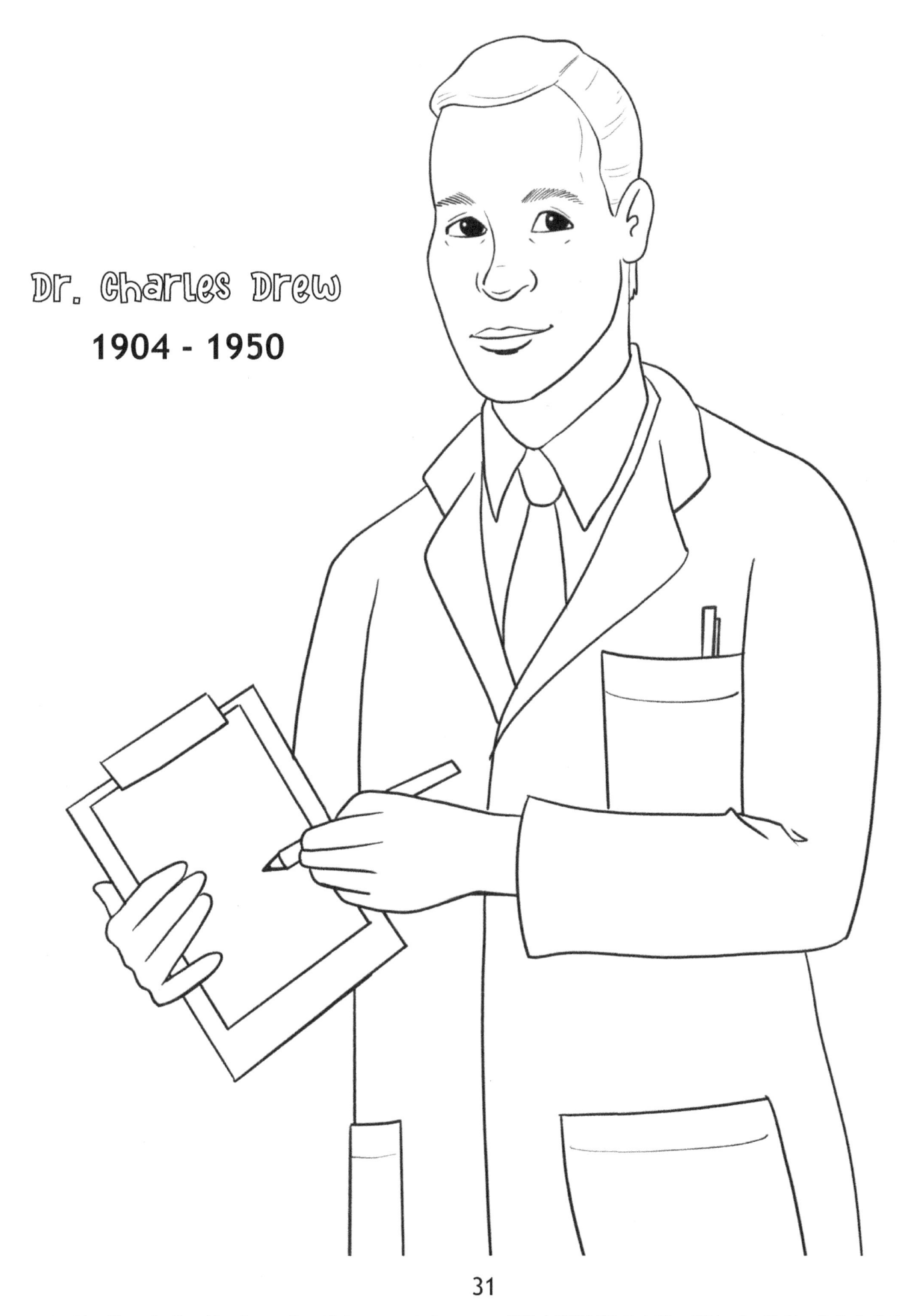

Dr. Charles Drew

1904 - 1950

31

Published by Cleverly Changing Press. Copyright protected. 978-1-7350498-5-4 The Ultimate Sickle Cell Activity Book

DEEPER THOUGHT QUESTION

Dr. Charles Drew's contribution to improve the way blood was stored had a great impact on the sickle cell community. Why was his discovery so life changing for patients living with SCD?

Red Blood Cells

Word Bank

Sickled

Music

Oxygen

Healthy

Pinch

White

Three

Healthy

Fatigue

Anemia

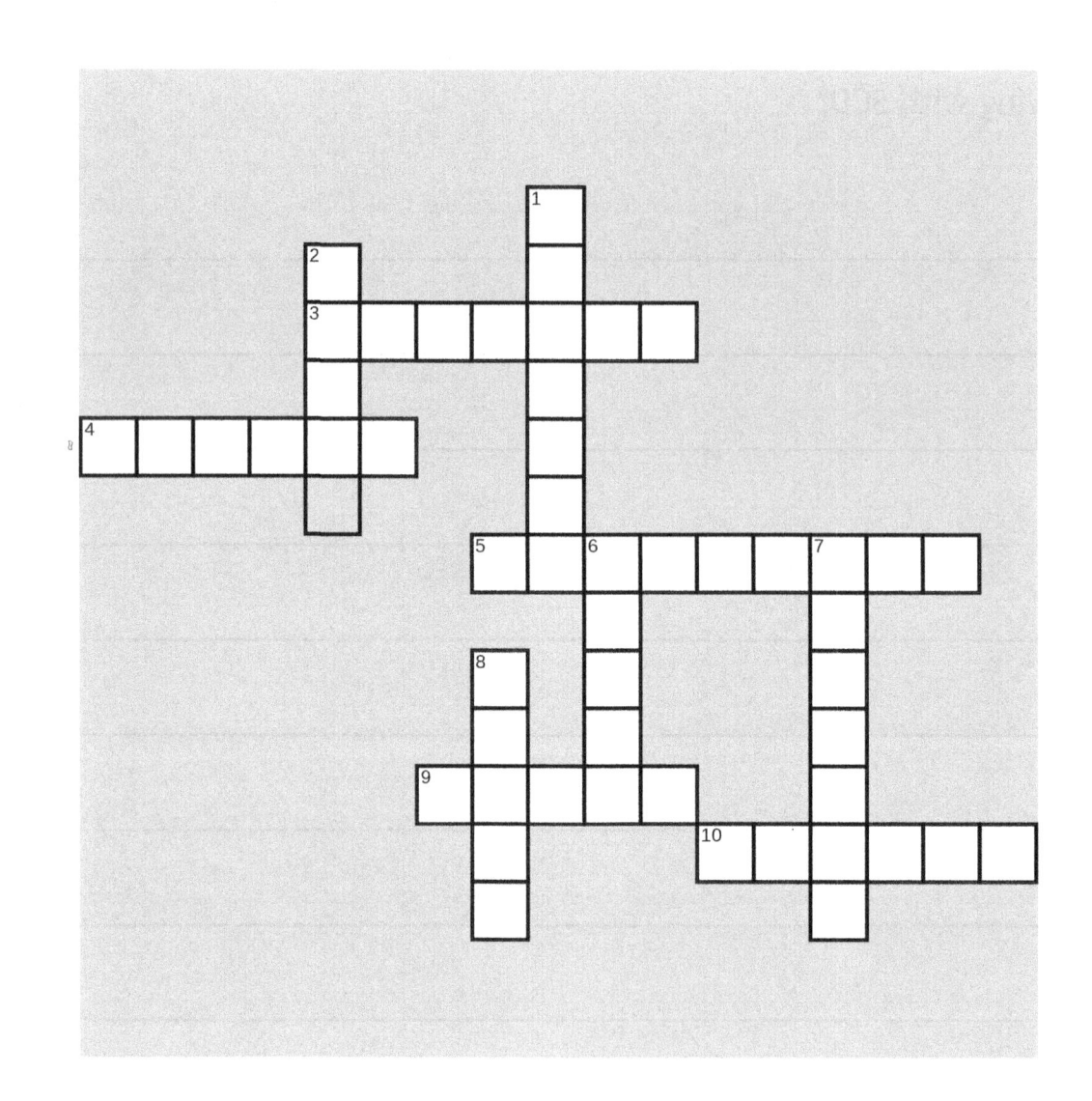

Across

3 Red blood cells are round like a donut.

4 Hard, sticky, sickled red blood cells can stop _____ from flowing through the body.

5 The breakdown of red blood cells in the body is called ____.

9 A person getting lab work done may feel a _____.

10 ____ can cause a person to feel like they don't want to move.

Down

1 Extreme tiredness.

2 How many types of blood cells are in a person's body?

6 This can help distract a person when his or her blood is being drawn.

7 These type of red blood cells do not live as long as healthy red blood cells.

8 These blood cells help a person fight off germs.

Red Blood Cell Missing Letter Activity

Can you fill in the missing letters based on the letters provided? The words are provided at bottom of the page to help you.

1. __ __ y g __ n

2. B __ n e M a __ __ o __

3. P r __ __ e __ n

4. __ __ o c k a __ __

5. A n __ __ i __

6. __ __ t __ c u __ o __ __ t e s

7. S __ __ __ i __ c __ __

8. __ r __ o n __ i o x i __ e

9. M __ __ e __ __ l e s

10. __ __ o o __ __ e s s e s

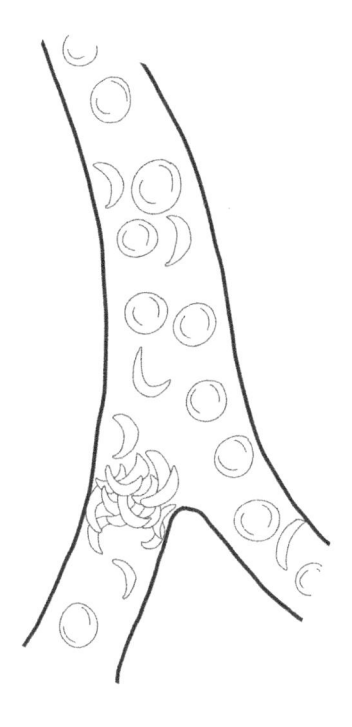

Carbon Dioxide   Blockage   Sticky

Protein   Oxygen   Bone Marrow

Molecules   Blood Vessels

Reticulocytes   Anemia

Sickle Cell is a Blood Disorder Word Search

```
            U H T B F B V S Q O
            Y H E M A T O L O G Y I V Q T P
          C B J W W H I Q X S T O L S C J A S G V
          R K R Z U J S U Z U D D N J Q S P P Y U H B
        C D B X Z G O K W O X X U A Y Y N Q R E L E W T Y N
        D R Q R B Z I S I X Q L C B W P D N T Y C D F M A K E U
      D E E D C C X W M G Y V D L I H O I Y E O B Z A Y M R J A I
      N F N W I O P P M R P L W B E J L R N O K A F J U C M M P M D W
      G U S X Z P I N H E R I T E D N N M O P I D M E Z X K U R G C U
      N P E N A I N B Y U J D J J G T I E T F M O B U G M R P V Q D P Z D
      C S N X N R T U X Q L F T M Z U P E O N E O T Q W J C E U Q C R D C U X
      C E L H W E J I Z S L I J R B W S K V N L F K C L V W F N I W D N J Z M
      L P Y L V R I T Z A B G C R N D V X Q A B U Y S Z A W K N O W L E D G E Z H
      Z B X L L Z C I I Q R M M G E M A S P A I N U R K W A Q U J R N C R H L O B
      S T X X C S M C M C T T C X G B Q C L W C O U W Q E Z B B B I D F O E O R G
      U J K M S B U U T F D S Z S T C G N Q J L H D I S O R D E R R U W K Z H N J Q L
      T D B I J R G U R G U T G F B K S U U Q G L S U O D I J I P N P Z W D F H W P H
      N C W J X C M H T T N P H N M C X P I S B C U M S O E K M S R A M Q C T E I J M
      O S G K N B A O L W X K C V W G W M D I E T I K Z K S I C K L E J K N A S O A R
      U N F D F X H H O X D C N Z N P T X B V M S O Y N C Y G A J U G J V U S L O E O
      W R S G A S A Z X F U A D X E I F A M Y G F L Z T L U A N J G N C A N T Q S B M
      P G K H J E J Z N O T C K X K G B C K E A L O V E R N X D I S X P R V L T U X V
      O K B M W N K Y J I N G E K H Z N Z H S Y V T P O G G Y Q K N Q U D H I J N J R
      K P A J N I Y N A C C R I L F P E H E V V K S V H S W N W N Z E R C U Y F V P Q
      V R D Q O C S N B Q C V Z Q P A N Y K W B J E S H P S R K A C J E X J U Q M E J
      K Z U C I V Z V I F H N D T D C V H I Z X E B M J R K N M X M X R E Y O P R
      O I E K D D J S X X T L R I G Q W A S L T I O T K I A I M G G A D C B C D B
      E C S U E Y E O P J G X O S D E H H E Z K F C M M C F K Q G S V Z W S U M M
        Z T I M P W O T B N U U Q A V A V G E O E F T Y J T W Q W R L L Z T S L
        S I D X G H R A K W M J Z G T N E S T S G E O E C I D N U A J U C Z L D
        O J O X D F H B G K L K A Y U N Y Z Q F U A D X T Q W N W Z Y A Z C
        N C L Q K Z K T P D S W P K I Q Y Y C G G F I F V P N V R P U Z R A
          O I Y U N S X D S F I S R N J E U T U I C Y Y Q J J N P J R Z N
          C U T R I V D Z E S T G I M Z T A R T G J X U Z E C A W G S
          C V S B B K C Q K N Z C P G K P R A Z Y M O G V M J V N
            W H M J W K P I E N O A N P X A F S Q J K T Q J L H
              X V U L X R R G G L T X Z Z I O H H E M F S C C
                L L F Z P Y W I R Y M I V M M P W B S B
                  R X X X K D N R Q O C H N G S P
                        O K U W Y Q F M X Y
```

ANEMIA	FATIGUE	KNOWLEDGE	QUESTION
BLOOD	GENETICS	LOVE	REST
CELLS	HEMATOLOGY	MEDICINE	SCREENING
DISORDER	INHERITED	OXYGEN	SICKLE
EXERCISE	JAUNDICE	PAIN	TRAIT

I AM HOPEFUL TODAY BECAUSE...

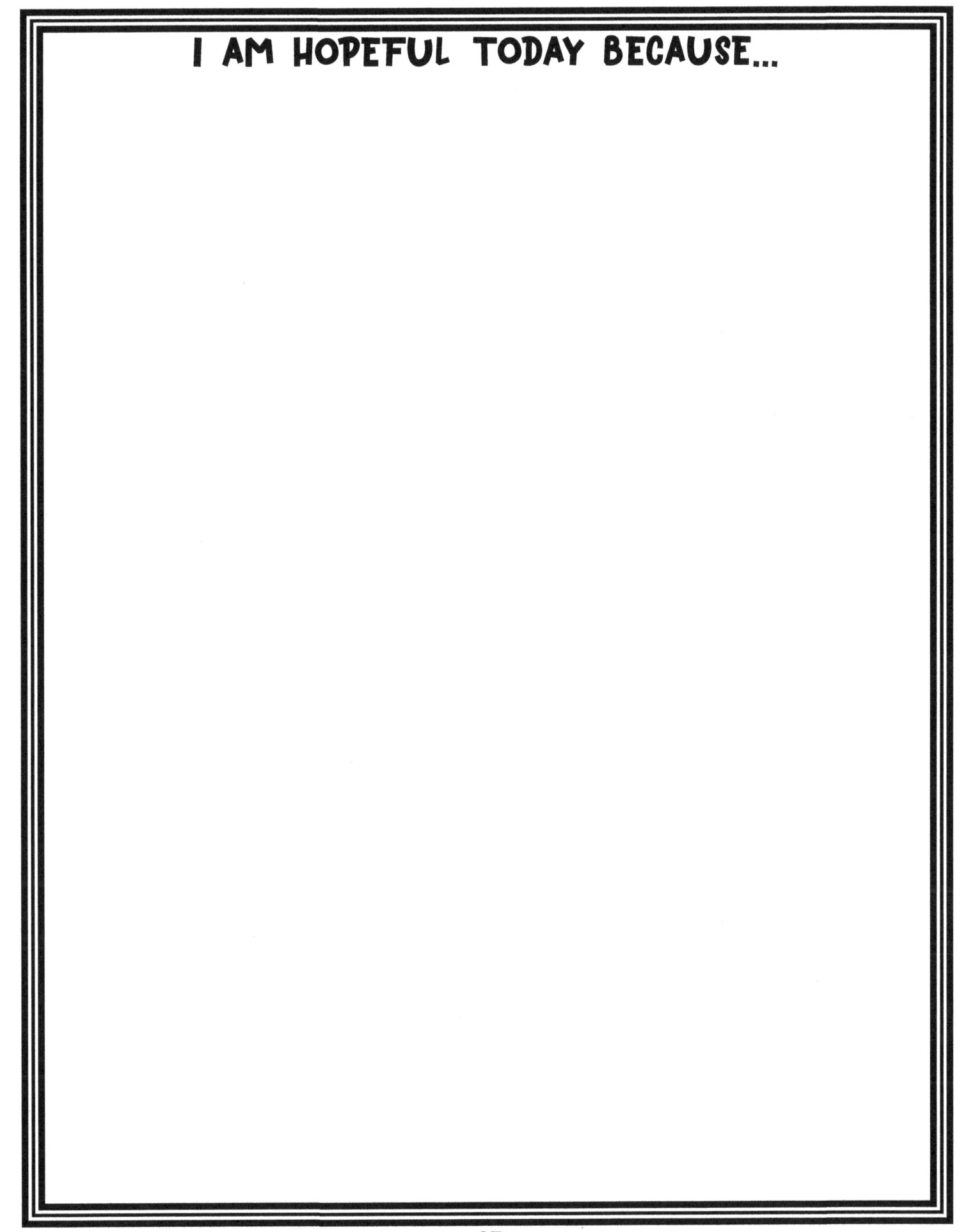

Section 4 – Sickle Cells: Unhealthy Red Blood Cells

Hemoglobin is the protein molecule in red blood cells (RBCs) that carries oxygen. When a person inherits sickle cell disease, the RBCs are unhealthy, and the shape of the red blood cells changes, making it harder for the blood cells to flow through their body properly. When unhealthy RBCs exist in a person's body, he or she has a hemoglobin disorder like sickle cell disease. There are other types of SCD such as Sickle Cell Anemia, Sickle Cell-C Disease, Sickle Cell-SD disease, Sickle Cell-E Disease, and Sickle Cell-S-Beta-Thalassemia.

Unfortunately, unhealthy red blood cells do not live 120 days like healthy red blood cells. Instead, sickled blood cells break down (hemolysis) much quicker and live for only 10 to 20 days. The low blood count causes anemia, making people with SCD feel extremely tired (fatigued).

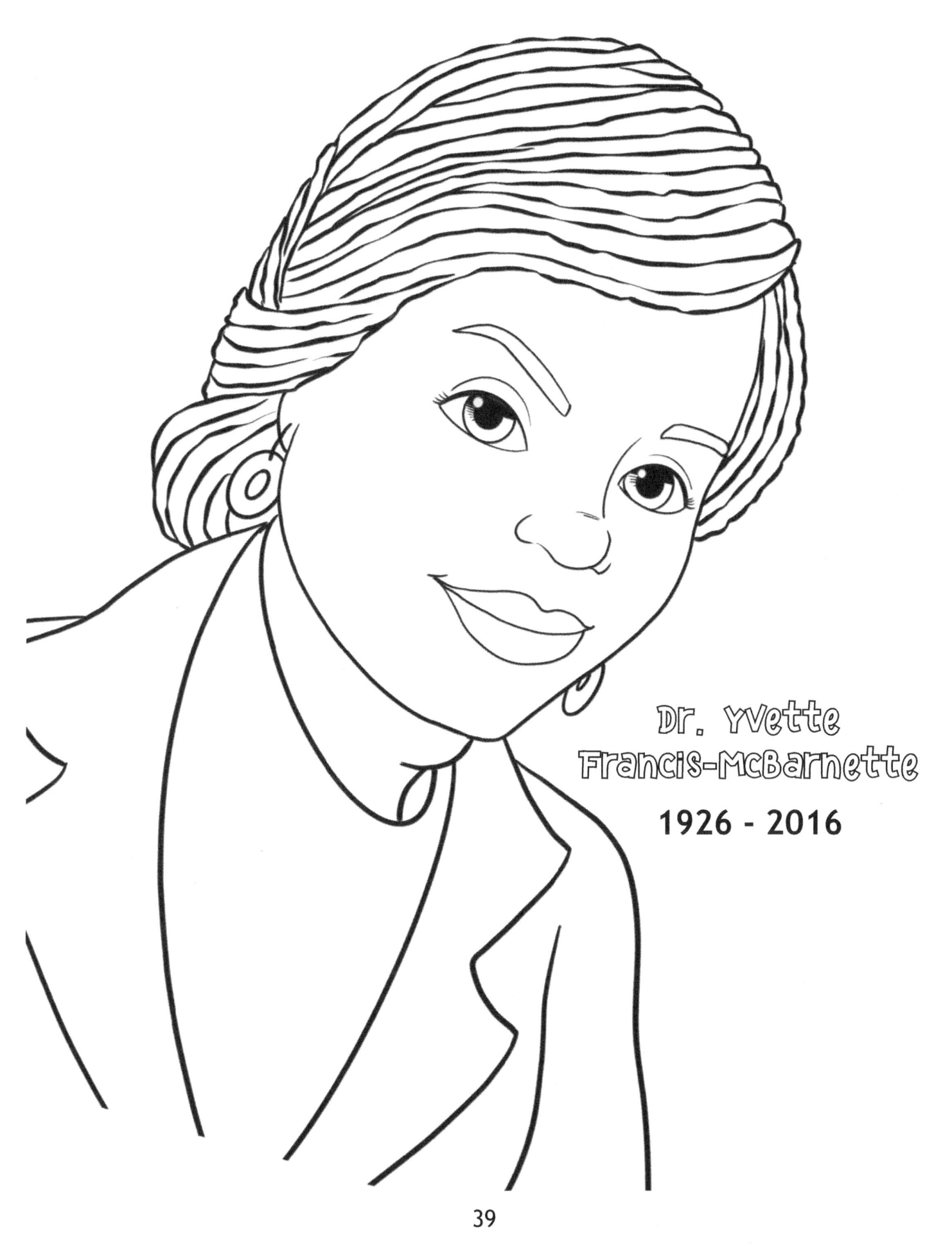

Dr. Yvette Francis-McBarnette

1926 - 2016

DEEPER THOUGHT QUESTION

Many doctors prescribe antibiotics to children who are growing up with SCD. Dr. Yvette Francis-McBarnette was one of the first to do so. Why do you think this treatment is important and continues to be prescribed by doctors today?

Sickle Cell History Matching

Match the word on the left circle to its definition on the right circle.

1. Transcranial Doppler Test

2. Jaundice

3. Bone marrow transplant

4. Genes

5. Walter Clement Noel

6. Kimberlin Wilson-George

7. Dr. William Warrick Cardozo

8. Hemoglobin

A. are made up of DNA.

B. discovered Sickle Cell Disease is an inherited condition.

C. first person in the US diagnosed with Sickle Cell Disease.

D. first person cured of Sickle Cell Disease in the USA.

E. is the same as a stroke screen risk test.

F. the protein molecule in red blood cells.

G. cure for some people living with Sickle Cell Disease.

H. occurs because red blood cells break down too fast.

History of SCD

```
                    U F K V A U G G B Y
                  O K T V Q Z W F I A
                Q O X G D L D E E
                G C M R M I T I
              I T U A E D F R P
            H N J D W U E F E
            K I Y S Z P S D D D
          F S G U T D P X Z M X
          C N B A P A Q J X B
          J B T E D N B A N J S
        P K M B X T U F C Q G
        C P G O P U C W K I X
      A N O E P R R A Y R H X
      J T L P A B K R E J F L
      E F S Z B S J R A G N
  W Z A Q J C O T I D I R
  Z L J D E C O N E W B D
  Q S J G B X I L R A W I
  P B U B R P I Z I X Q F
  N C O N G R E S S L N H
  N S H A R W M Q A K S Y
  R Z T E G N A H C X E D
  U Z V N O S N D J G M R
  O N O D A C K B H H Y O
  L G F A H L U H P U X X
      D C O Z G P Z J V I Y
      G K L O D D S K E I U
      U J R N E S X N K I R U
        B E C I T Z T A R E P
        X V M B E Y A F R A O
          O K B O R F A M T R N
          X U O E U U I D F R O
            D L K I T C S O B K G
            W T R E A T M E N T
          W J C D F E U R D K
          U A G Z F L O F L B
            S U M M Y A L U Y
              X B N A X K K O F
              O V Z S N K A B E P
              E G U A Q H P V Y L
```

CARRIER	LOBBIED
TREATMENT	OVERLOAD
CONGRESS	LIFESPAN
EXCHANGE	TRANSPLANT
HYDROXYUREA	CURE

Sickle Cell Awareness Word Scramble

Unscramble each word and write it in the blank provided.

1. erd _____
2. twear _____
3. avsleegbet _____
4. esunr _____
5. bnor _____
6. remertatepu _____
7. sikelcd _____
8. ttes _____
9. drame _____
10. tdeecau _____

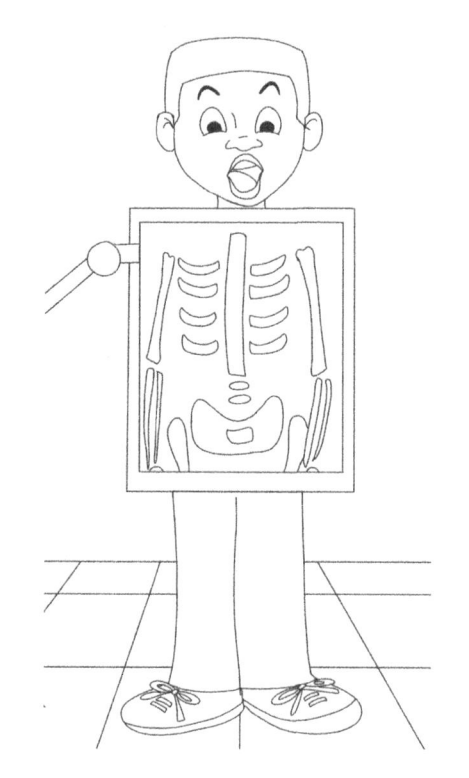

Sickled	Vegetables	Red
Nurse	Educate	Dream
Temperature	Water	
Born	Test	

WHEN I LOOK IN THE MIRROR, I APPRECIATE MY...

Section 5 - How Sickle Cell Affects the Body

SCD can affect any organ in a patient's body. Some complications that can occur as outlined by the Centers for Disease Control and Prevention are: extreme pain, fatigue, stroke, leg ulcers, delayed puberty, retina damage, blindness, jaundice, anemia, priapism, pulmonary hypertension, spleen sequestration, hand-foot syndrome, acute chest syndrome, deep vein thrombosis, hemosiderosis, etc. As a result, many different types of specialists treat sickle cell complications. It is estimated that over one hundred thousand people are living with Sickle Cell Disease in the United States.

Dr. Charles F. Whitten
1922-2008

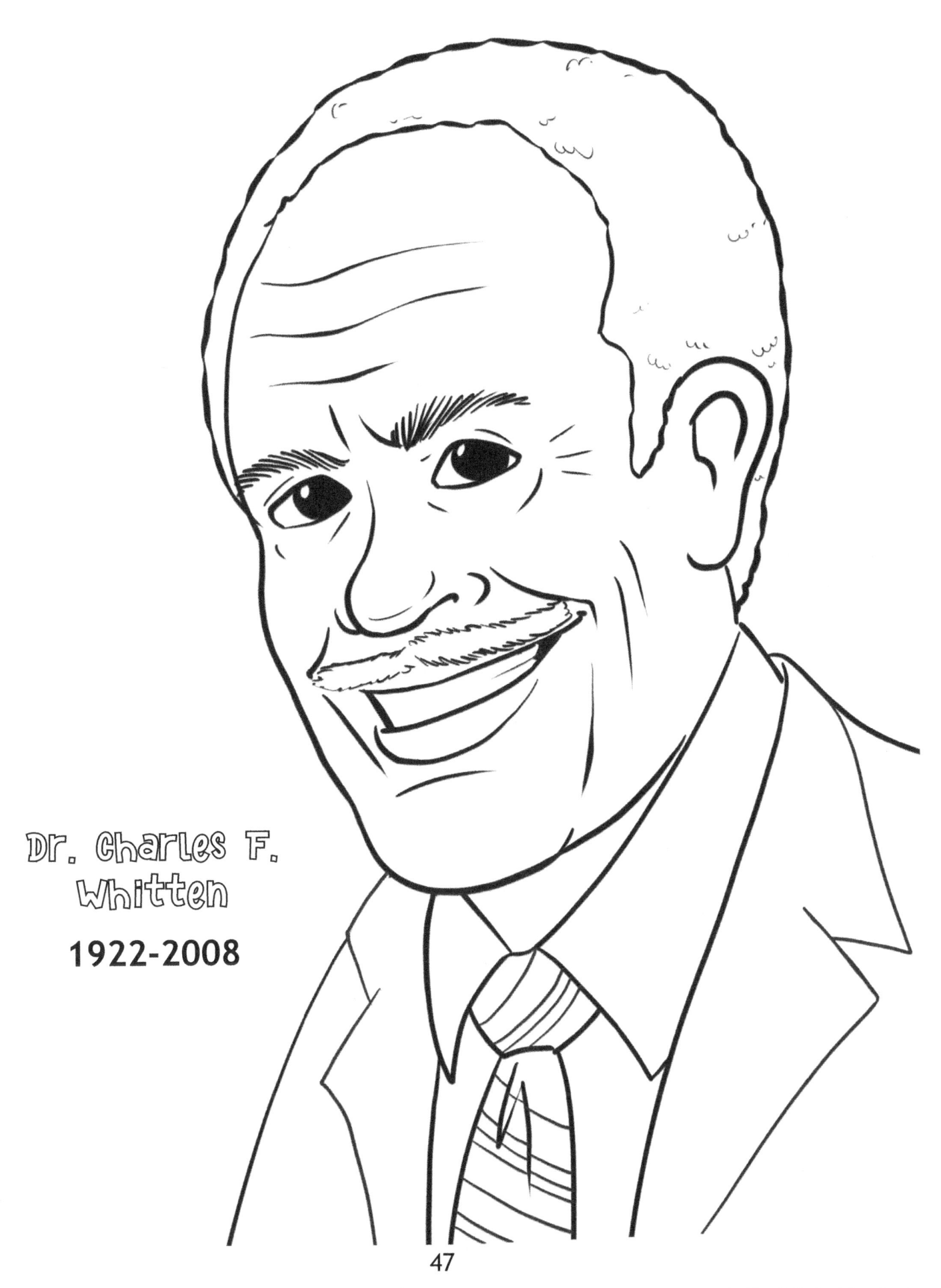

DEEPER THOUGHT QUESTION

Dr. Charles Whitten founded the Sickle Cell Disease Association of America. Why is it important to have a national organization specifically dedicated to causes that affect SCD?

_____
_____
_____
_____
_____
_____
_____
_____
_____
_____
_____
_____
_____
_____
_____
_____

Where Can Crisis Occur?

Decipher the message secret message below. Each number represents a letter. Look at the key below to determine the message.

__ __ __ __ __ __
16 8 15 16 12 8

__ __ __ __ __ __
12 9 22 9 14 7

__ __ __ __   __ __ __
23 9 20 8   19 3 4

__ __ __   __ __ __ __
3   1 14   8   1 22 5

__   __ __ __ __ __
1   3 18 19 9 19

__ __ __ __ __ __ __ __
1 14 25 23 8   5 18 5

__ __ __ __ __
2 12 15 15 4

__ __ __ __ __
6 12 15 15 4

A - 1	H - 8	O - 15	V - 22
B - 2	I - 9	P - 16	W - 23
C - 3	J - 10	Q - 17	X - 24
D - 4	K - 11	R - 18	Y - 25
E - 5	L - 12	S - 19	Z - 26
F - 6	M - 13	T - 20	
G - 7	N - 14	U - 21	

SCD Effects the Body

```
                    Q S R E T S U L C F
                  X F T I Y D G A Z Y
                  P U F T V A F M M
                W K D O Z K R Z
              H U Y G A W I F C
            T A H C U P K K Z
          M M Q I H Z G K I K
        Q J B O K F C M I Q W
        E Q B M C J K K I P
        M Y S Z H N Y V Q I W
        Y O B K T X G R W Y P
        Y C Q E L A X S N Z A
      M S I S I R C E R M U I
      C G W Y P F O Y I E Y N
      J X W H V D P V R R L
    F T I R E D N E S S X P
    I Z C M V W N J F M C R
    C K G J E Z R Y A O D R
    N I S P F N B I H W J E
    M F K G A G J Z Q T K J
    M R W G V U M F B V U S
    J Q X C Z W A L H M L T
    S W W M B L C R A I C R
    W A C U T E N K L G E O
    X Q K E T P C F S S R K
      C G I G R B E G H S E
      W T I N A H Y C G F P
      S X N J G K P I N Z K N
        E O B P O C N I U A I
        I G F N P W O H G E L
        D N D N N R L J T Q Z
        O O E J P H G B M J H
          U W L N C F J Y E T H
          F R L U L H M Z V H
            R J A G V K Y S V S
            R R H J C S P B G X
              H O C S X T N M T
              G U S S E N L L I
                V D U Q Z P Q V K N
                G K A E W V R K B O
```

ACUTE	CHRONIC	ILLNESS	TIREDNESS
BLOCKAGE	CLUSTERS	PAIN	ULCERS
CHALLENGES	CRISIS	STROKE	WEAK

Possible SCD Complications

Can you fill in the missing letters based on the letters provided? The words are provided at bottom of the page to help you.

1. _ _ _ n c _ i s i s

2. H _ n d f o _ t _ _ n _ r o _ e

3. P r _ _ p _ _ m

4. _ _ u n d i _ _

5. H e _ _ s _ d e r o _ _ _

6. _ _ u _ _ _ C h e _ t S _ _ d r o m e

7. D _ l _ y _ _ _ u b _ r t y

8. _ _ l n _ i _ _ e q u _ s t r _ _ i o n

9. R _ _ _ _ a _ D _ m a g _

10. _ _ _ p _ e i _ _ h r _ m b o s i s

11. _ _ r o _ k _

12. L e _ _ u l _ r _

Delayed Puberty Jaundice Acute Chest Syndrome
Hand-foot Syndrome Pain Crisis Leg Ulcers
Priapism Deep Vein Thrombosis Hemosiderosis
Retina Damage Stroke Splenic Sequestration

HERE ARE SOME REASONS I WILL KEEP TRYING...

Section 6 - Sickle Cell Disease, Pain, and Blocked Blood Vessels

Healthy red blood cells are circular but sickled RBCs are shaped like crescent moons. When a person's blood isn't flowing correctly through the body, it can cause fatigue, which is low energy and tiredness. It can also cause complications like a pain crisis. During a pain crisis, all blood cells (red blood cells, white blood cells, and platelets) can stick together and form clusters in blood vessels. The sickling of blood cells can prevent the body from getting the oxygen it needs.

Sometimes to prevent various infections, doctors prescribe penicillin and ask parents to give it to their children twice a day. Doctors also schedule an annual Transcranial Doppler Test (TCD) to determine a patient's risk of having a stroke. The machine used for this test is an ultrasound machine. The test does not hurt.

Dr. Roland Boyd Scott
1909-2002

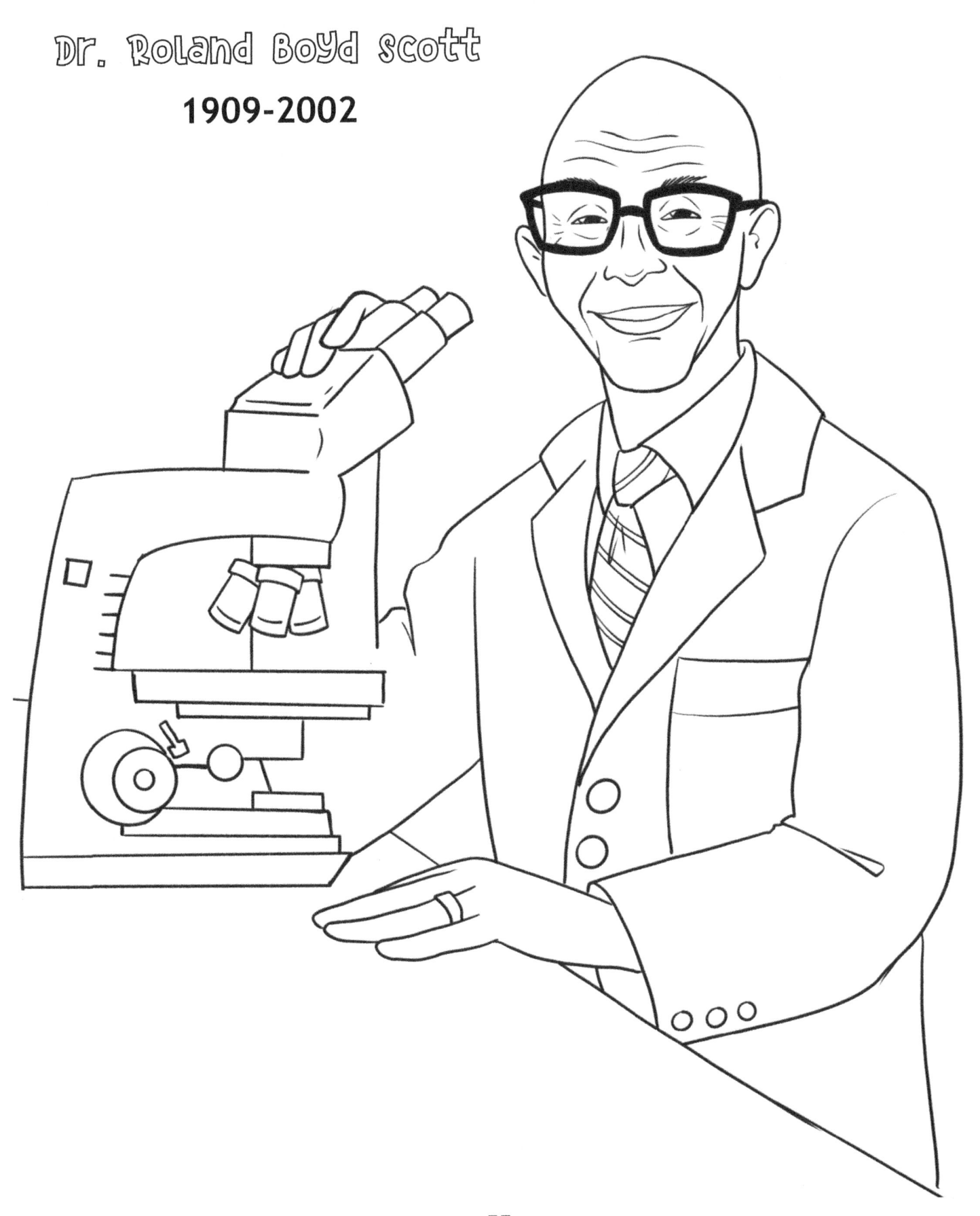

DEEPER THOUGHT QUESTION

Why is it important for sickle cell patients to lobby Congress and get bills and legislation passed to help sickle cell research?

_____

_____

_____

_____

_____

_____

_____

_____

_____

_____

_____

_____

_____

_____

Sickle Cell Warrior Word Search

```
A S U J H H I Q Z Y Q T K M K U D R L H R N M R S X Z T H I U V S T W O H J J B
G F B Q U R I F U B P B N L X T J L C N Y R Y Y B G T L B T Y R H P Q R B P T L
I A E S T Z J R C X X S A O J E Q D B E Z N Y W N T M E H G M V Q K G Y M R K N
P M I K U C Z S I S H N F X Y B B G L O L G E D I V P X T Y K I M U V O T O O L
E B L I U U H K E M M S R V N F C U Q L Y L O U W G L G Z M D K D M B J P X P P
E L P H O F N E Y Z C I G V Z E R T T S R O P N N V A K S G U R J F I P L M E H
O W S Y G H O C I R P F P Q H L I K F N B I V A A K T K E Y J X A W Y B U B Y H
V Q J G I C U C E F S U Q G D D S K X G S B S D T F E I E W H A V T A M E S I H
H U J T J H K E A S C H V G S S I D E I G W C N I I L B R Y H L K K E B P D N B
M X Y F V M N E M Z B U Y P W W S B C M D F T S V B E W S E P Q A L B L F O L E
U X W I G Z R V R L X A J O Y G M K W V E L A E R P T N D V K C R O A Q J E N Z
A O O E G B W O D Z X N Y P S M L N T M U G S Y E Z S P T Q Q E O E X T N W W G
E I A S T R O D S J W J I C S E X A S Q Z S N F G O I L O S A Y T S S A A E D G
Z V N J R D D F V K K J Y Y O O O N K F E A D A V J L A C F C J I X V U L L X V
S G A O Q R C I H W A E L Z E M K B T L E D O M H X R P Z P I S N T U O U L A I
D I H X X T R A N S F U S I O N G R S H B V H X X C V R W S H P O Z P T Y N X U
U W T K N M T G K D X G K I Y A D T R Q K O C T K V X S L E L V M H W K R E W J
R S N N C A R E G I V E R Y T G V R A Y N C H E Q K Z E R O O E P W I T N S C R
H H W H E M J H H U S B V T N H F B T H U A K S L B Z T D F R A J I W X Y S O D
G A I K S C I E A A U U I J G O Z Z T Y T T N M N A G V A K H B Q L H M S Q F H
E P Z E D U S T A G Z P E G M J G B N O B E K I V Y X A Z C S C Q Y J H D J R Z
N E Q S T Q G E R U O Y I N F P X B P Z F B H K D R J K B G L I Z R E E Y Z W Q
E W I A O T X G R E T L O E D Q R I X Z H V Q O A M G C M S B J R A Y M D E F E
S G E R R N F B G C N I S F U C B Z B H H S B D Q W R Z H V U N E L J O A D B A
B C S J D V R Q S M T I I L Q W R T Y X S N B J Q F U O I T Y U C R T G R D I I
A W A K G C N M M A O V Q G G X U N A K R E B I X G C F W H W B V P B L X G I N
D E E L U G O X C T X C S S K J T W R P B U E E G M X E W T U C Q S I O G R L N
K W S X T G X I R T F T S Q C A X I J L J C D C N I H P V X Q W A W I B P W F P
G W I A H K D E N Z C B N Q L X N O P E L M U T M M I O T U Y R E I C I B P J L
R O D Y O E C K K V Q J F C S K M T A O Z P C R X U K L W H P S M I S N R F B V
Y Y Y M M O V I F O K W K N Y A E V G Y G B A U V H T X H C W E W T X O K W J U
F S R N V C W F Q X O I U T G T G X V R C M T V N T S N Y T G L Q X I I R J H D
Z G Y E B P T N B R E V E F S L S J Y A O O E N A P W O N R P R O R K Y A R E N
D M R I V Q K X K G D A Y T X S A R N V D X B Q N X A F U G C Z R V U K N P B B
H T Q E T P P Q I L Z F R F I Y T L E R F A J S E H R Q F H T A L A I U O M V F
W U L S H E O G P P K O L M R U E S W E I D D B Y Z M S D F W N C J C C S F W Y
G J H C J I U G Z I N V Y Y I F X Z C O W E I A R Q W L G B I B F Y R P H O D E
R H L Y Z V W C G G K T I J M S W I V I G Y Z W V D B S P Y O M G Q O W K F A G
I Z N Q L Y T L C T Y H T L A E H A R R O V G Q P A G G L Y N B F N W R E S D Y
T K K G Z T Z J A B Z B X J U X V K Y P V I V A I M B G C N F F G J W X W O H D
```

ADVOCATE	EDUCATE	MONITOR	STRONG
BODY	EXCHANGE	PATIENTS	TRANSFUSION
CAREGIVER	FEVER	PLATELETS	TUBE
CELL	GENES	RECOVER	VESSELS
COPE	HEALTHY	RISK	WARRIOR
CRESCENT	HEMOGLOBIN	SCREEN	WELLNESS
CRISIS	HYDRATE	SHAPE	
DISEASE	MEDICATION	SICKLE	

Facts About Sickle Cell Disease

Match the word by drawing a line from the left circle to its definition on the right side.

1. Ultrasound
2. Needle
3. Red blood cells
4. Sickled
5. Genes
6. Fatigue
7. Penicillin
8. Pain crisis

A. Blood cells are _____ when they are not shaped like circles

B. Sometimes doctors ask parents to give their children _____ twice a day

C. A set of instructions a person receives from both parents

D. Low energy and tiredness

E. This machine takes pictures of inside of your body

F. _____ occurs when blood vessels get stuck and cannot supply the oxygen a body needs

G. Carries oxygen through the entire body

H. A nurse puts this inside a patient's skin to collect blood

Instructions: Help guide the boy through the maze so he can make it to his TCD appointment.

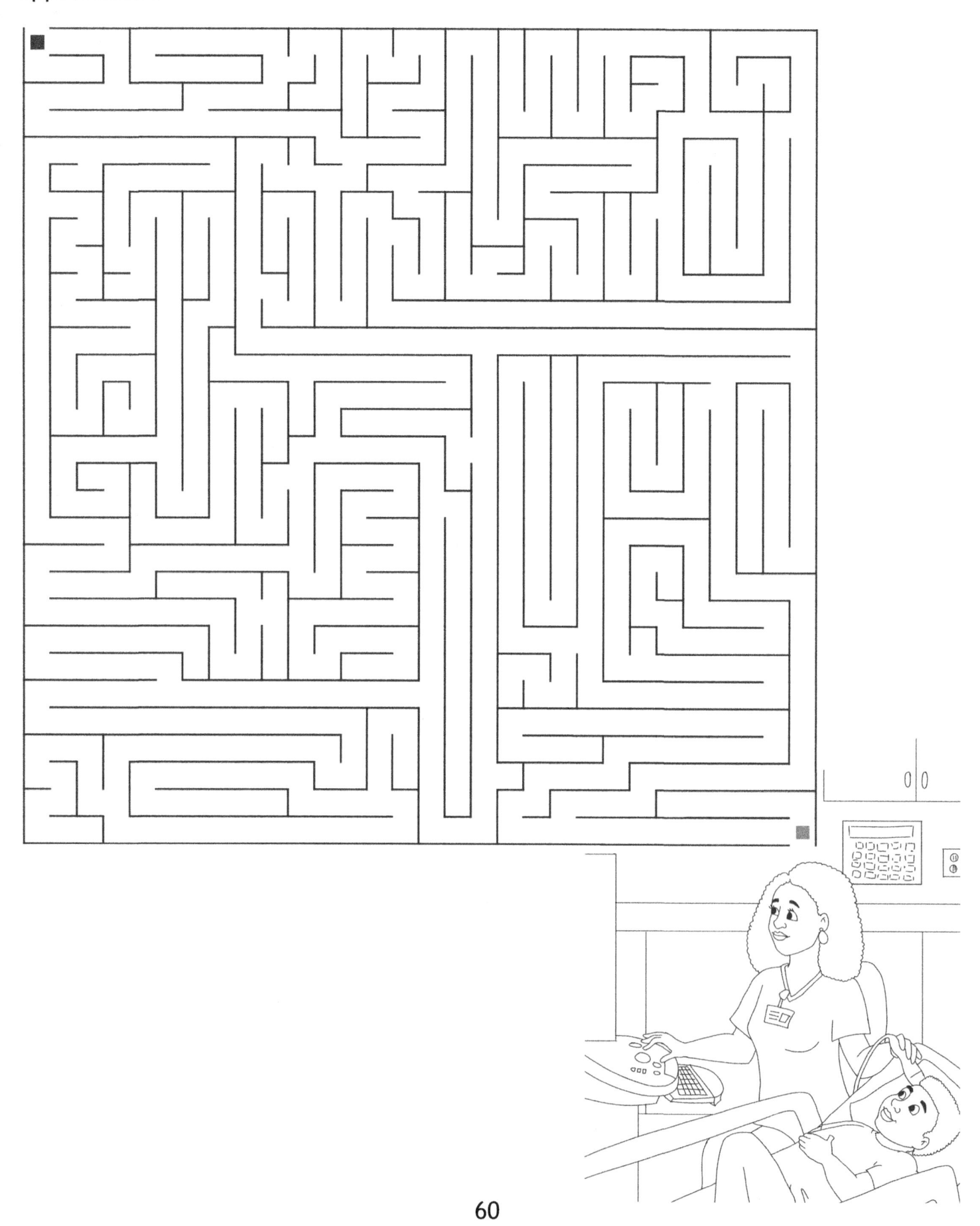

60

Published by Cleverly Changing Press. Copyright protected. 978-1-7350498-5-4 The Ultimate Sickle Cell Activity Book

SOME OF THE BEST PARTS OF MY DAY WERE...

Section 7 - The Genetics of Sickle Cell

Sickle cell disease is the most common genetic disorder in the world. It is an inherited blood disorder that a person receives from their parents, affecting the formation of genes that produce their red blood cells. People receive 23 chromosomes from their mom and 23 chromosomes from their dad. If some of those genes are abnormal, a person can develop a genetic disorder. The only way for a person to inherit sickle cell disease is by receiving genes that cause unhealthy hemoglobin to form.

Remember, people who have SCD can also inherit or develop other diseases as well. SCD is a life-long condition unless the person can undergo a cure like a bone marrow transplant or gene therapy.

Areas with large sickle cell disease populations are from tropical and subtropical regions, the Middle East, Mediterranean, Central America, South America, the Caribbean, and Africa. Some countries with the largest number of infants born with the disease are Nigeria, India, Angola, Cameroon, Democratic Republic of Congo, Guinea, Niger, Tanzania, Uganda, and Zambia.

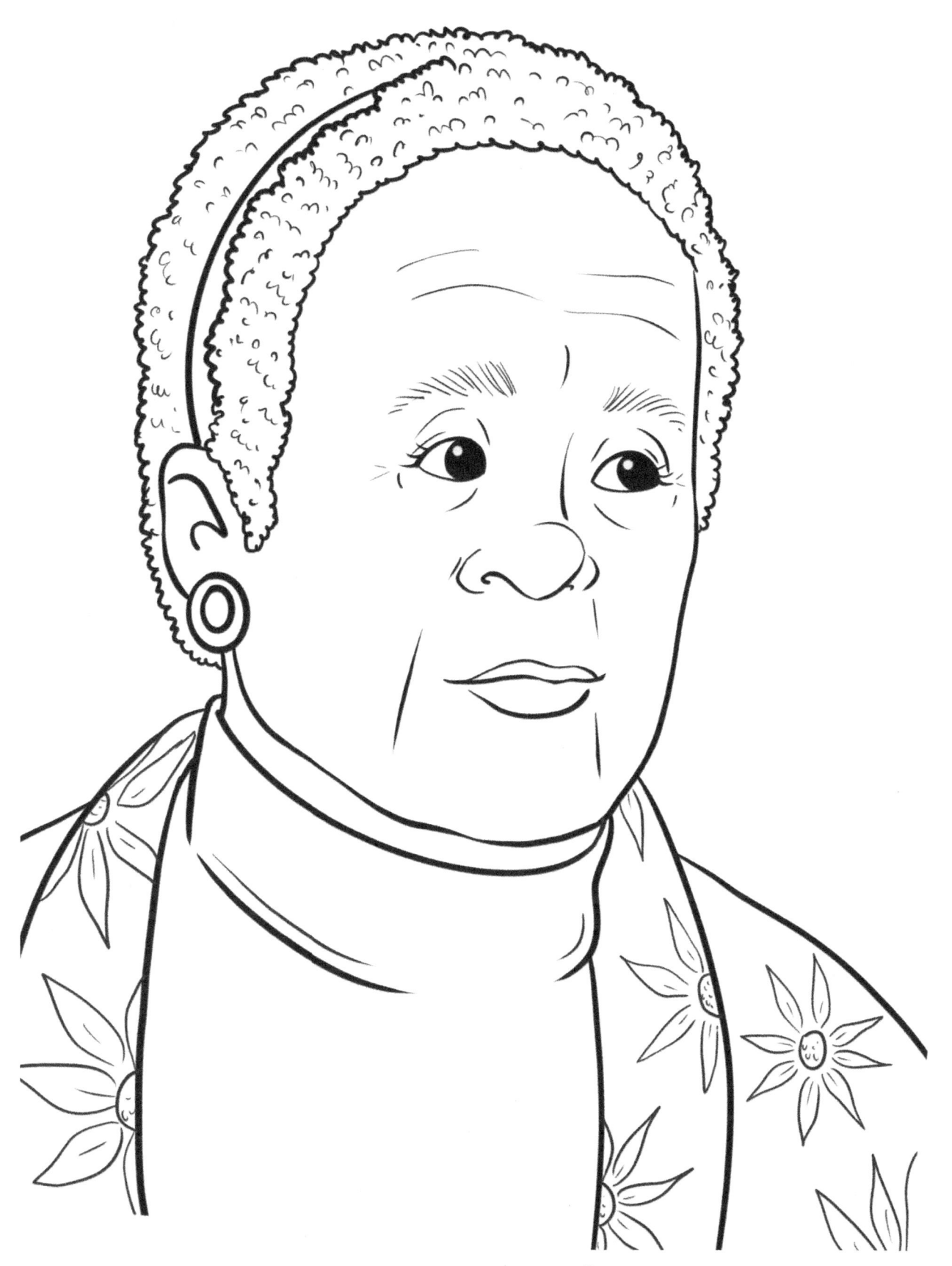

Dr. Doris Wethers

1927-2019

DEEPER THOUGHT QUESTION

Dr. Angella Ferguson created a blood test helps determine whether a child has SCD, and Dr. Wethers recommended that all children, regardless of race, get tested. Why is it important for doctors to test all children for sickle cell disease?

Genetics of SCD

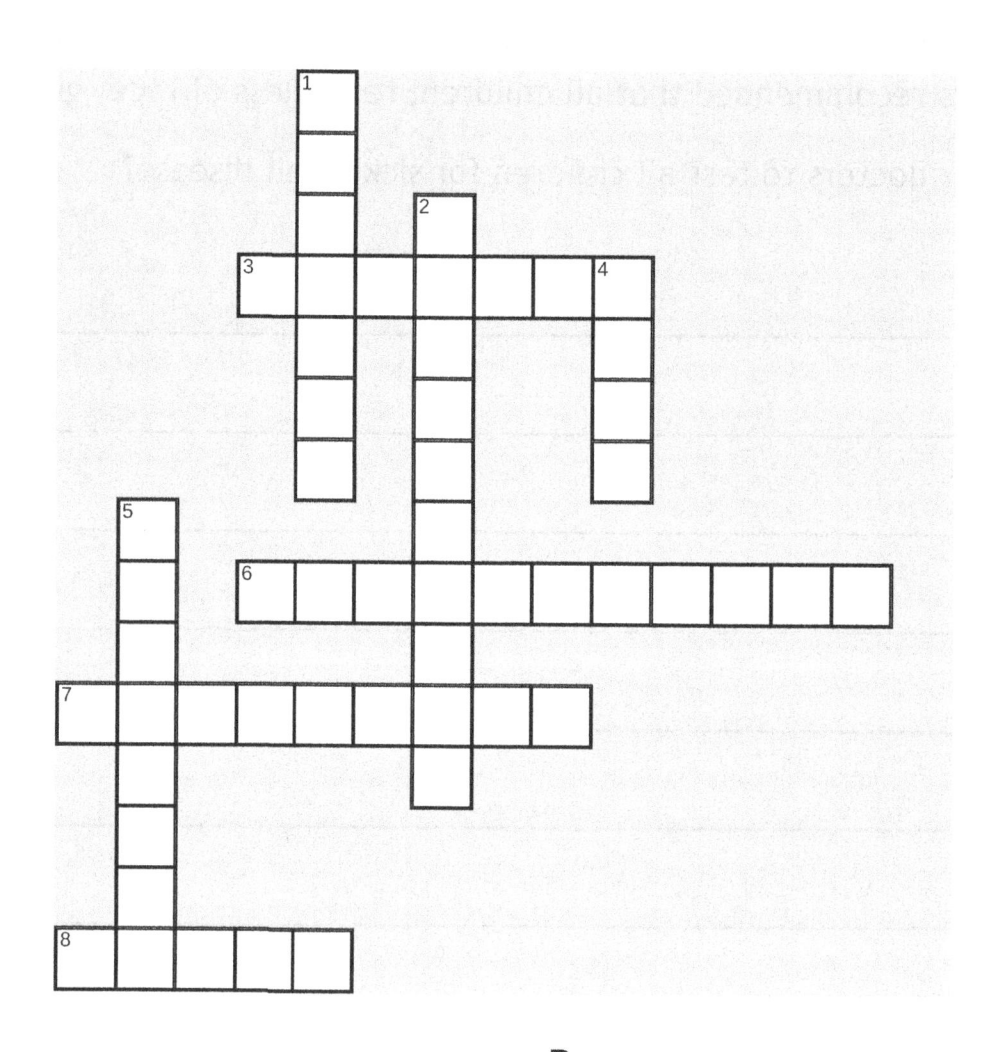

Across

3 Sickle Cell Disease is the most common _____ disorder in the world.

6 People receive 23 _____ from both parents.

7 SCD is considered a life-long _____.

8 SCD is an inherited _____ disorder that a person receives from their parents.

Down

1 SCD patients can also ____ or develop other diseases as well.

2 A person inherits sickle cell disease by receiving genes that cause unhealthy _____ to form.

4 A bone marrow transplant or gene therapy is a type of ____ for sickle cell disease.

5 If some genes are _____, a person can develop a genetic disorder.

Areas with Large SCD Populations

```
O A G H A N A Q A W A S X Q A K G L U T M Q L W O P B G K E P X K C V U P V N Q
P M D Q F S H I V D S W L F I M L W K F H F N A E N A R R E T I D E M H L A T R
U N O I J G D Q P M M L Z L G T J E I X Y U W D P P N I Q K Z O W J V Z X R U L
J D G P X N M B R B W I H M U S N C M T P M Q T D U L D F I D Q H E A N X Z S
G V P M I D J V K U N W B O E G H V I P M T Y N U Y T I E V K I M Z Q S R B G V
B P J J U G A Z Q I F C T K G E A E K P Z X Y S T F O R Y P V W A F U A X U C O L R
S N T Q M T J G V E T W V S U O T W O F B W B B L B B J X D J A B Z E A G P C D
F J B Q L S C D V U R G V T Y H G O S L V A G F A H P P L F V A M A M N I G L J
N Y H I D J M S M N Y V G O P P Y F G Z H J D E R E G I N W G R N E O X J A S L
C H V W O Z O M G U I X X K U T O O P O U W M N N C A D N X P S R C T Y U A V T
D T Y T J T C B S E K U A A R Q L F O R Z Z O N A F T H X P O O F M M A V E E J
P R V V A F J I E N N T Q B T T V T D R J N W P T G F M E U O O P X N E F B D X
A Q C P M W L T P E X C U F T E U X X P V Q X S L P U W T N C H S K R W C J D U
H I V C U D Y N V Q J X C E N T R A L A M E R I C A I H D I R P F N B D P G R V
I H S V K Z G V L T O J D N W U X E S P A Z Z P Y Z A M L T M L V Q W W E R S Y
G T F J Y O W G F B W Z A A R W H K O D J G S S I M G B M P F W I C M E M V Z H
R M W S H T M I N A H K H P A I I D G U E I N E E F U Q Y X A V L C P N F S T L
J M E O G P N E P P L O T V L H F X F F G O K R G P G Y C I Z R D V K G I A I E
J P X T X I S K A I N A Z N A T R Q S K I Z I Q E M X S B U B P X T R O Q S V U
W C F T Z N J R U U O I C Q T U M K H G J C R R G B K M V U F T R X B Y P Y J H
O L L O W H I L A J Q I E T X X M F E X A S C C I A A I M F N B D B S M J H F X
I A W B B D B E K M P Z L W V O G R C M P I V S D Z W N L H D C K J W N O I Q I
L P A B C A R I B B E A N F O Z L I L X T G N H V A K H R W Q U D M C H F B B U
R V S N A E E Y S Y Y S J X S A F U Q A A P T Q J Y G I J W B Y H A U A Q L E Q
X U G X O A M J L B Y A A I C I L X R Z G D R U J G L F Q S S M E X I T I L W M
N Y J X B X N K D A X V E I P V J C U K D E A Q G R T N V Q R R F G G W S B Y D
K T X W V V C T O P B F P R J N O J U J J Y E P T B F E N T G N M R C U E Y W T
T W X P J A I J L Y B O Y X X M C C E Q E C W N I S T L D B S C J R E A S L B D
L Q W V I Z N J V O R P U A E W O F H V R C D D W G F S D N I O J P J A B G P E
U C A W Z F P O N T T S N D R A S V B U B Y Q J D T N K A N D C A E C U H Q I Q
U X M X Y V C B B R W T E A T I R C I U W V W F N O U M Q E T O R D J C A A M F
T J C L S G O U O O Y T T P G E G T P W Z A B R W D H Y K U E B U U V V E X R A
D I D Z C Z S P O W W O N N E C A U G X Z O R F H G O L B W S L V B Q P U X N M
S D T T A K I D E D P A H W X V E D I K L T L N V R G Q K L X Z D O E R M G F D
M Z E L J C U D Z R I X G V T X H J M N X L O K Z I U X K E B X K D S I O N W K
L F A D A K I M I L Z K F F U V L F H S E B E F N S N S S Z K A O X I L L W V M
V Q C L A I R E G I N Q D T N C K R A G J A T X P H S K G J Y M I M A M T N Q W
R L N C Y P T N K A Z X O I C G A O L Q Y E N T C P C M F M O H W K Q N X Q O L
M K U M L E E W T G H P W O O O N X W M N F Z L V R P P F V E A F P S Z P I
N F U X E P O G P B S D N Q A V K F O A Y X T W N N X T L U S W S U G T L D C Q
```

ANGOLA	GHANA	SOUTH AMERICA
CAMEROON	GUINEA	SUB TROPICAL REGIONS
CARIBBEAN	INDIA	TANZANIA
CENTRAL AMERICA	MEDITERRANEAN	TROPICAL
DEMOCRATIC REPUBLIC OF CONGO	MIDDLE EAST	UGANDA
	NIGER	ZAMBIA
	NIGERIA	

SCD True or False

Circle the correct answer for each question below.

1. People with Sickle Cell Disease can't get any other diseases?

    A. True
    B. False

2. The only symptom sickle cell patients experience is pain?

    A. True
    B. False

3. People living with sickle cell disease can experience ongoing constant chronic pain?

    A. True
    B. False

4. Sickle cell disease is a genetic disorder passed down from a person's parents?

    A. True
    B. False

5. People can outgrow having sickle cell disease?

    A. True
    B. False

6. Only people who identify as Black Americans suffer from Sickle Cell Disease complications?

    A. True
    B. False

7. Millions of people suffer from Sickle Cell Disease around the world?

    A. True
    B. False

8. The most common genetic disorder in the world is sickle cell disease?

    A. True
    B. False

9. September is National Sickle Cell Awareness Month?

    A. True
    B. False

10. Doctors prescribe penicillin to help prevent life-threatening infections in sickle cell patients?

    A. True
    B. False

11. World Sickle Cell Day is celebrated each year on the 19th day of June.

    A. True
    B. False

12. Blood transfusions often help patients with severe anemia, but can also put transfused patients at risk of iron overload.

    A. True
    B. False

Special Days and Months to Remember

Instructions: This activity will require research outside of the information found in this book. Look up the special day or month and match the dates or months on the left side to its special health awareness on the right side.

1. February 28
2. September
3. June 19
4. April
5. May
6. June 14
7. April 7
8. August
9. November
10. March

A. Mental Health Awareness Month
B. National Family Caregivers Month
C. World Blood Donor Day
D. World Health Day
E. Rare Disease Day
F. National Minority Donor Awareness Month
G. Sickle Cell Awareness Month
H. World Sickle Cell Day
I. National Kidney Month
J. National Minority Health Month

Genes are a set of instructions a person receives from both of their parents.

Instructions: Trace a path from the DNA to the family.

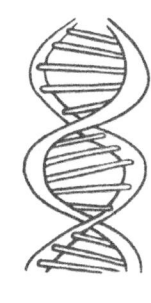

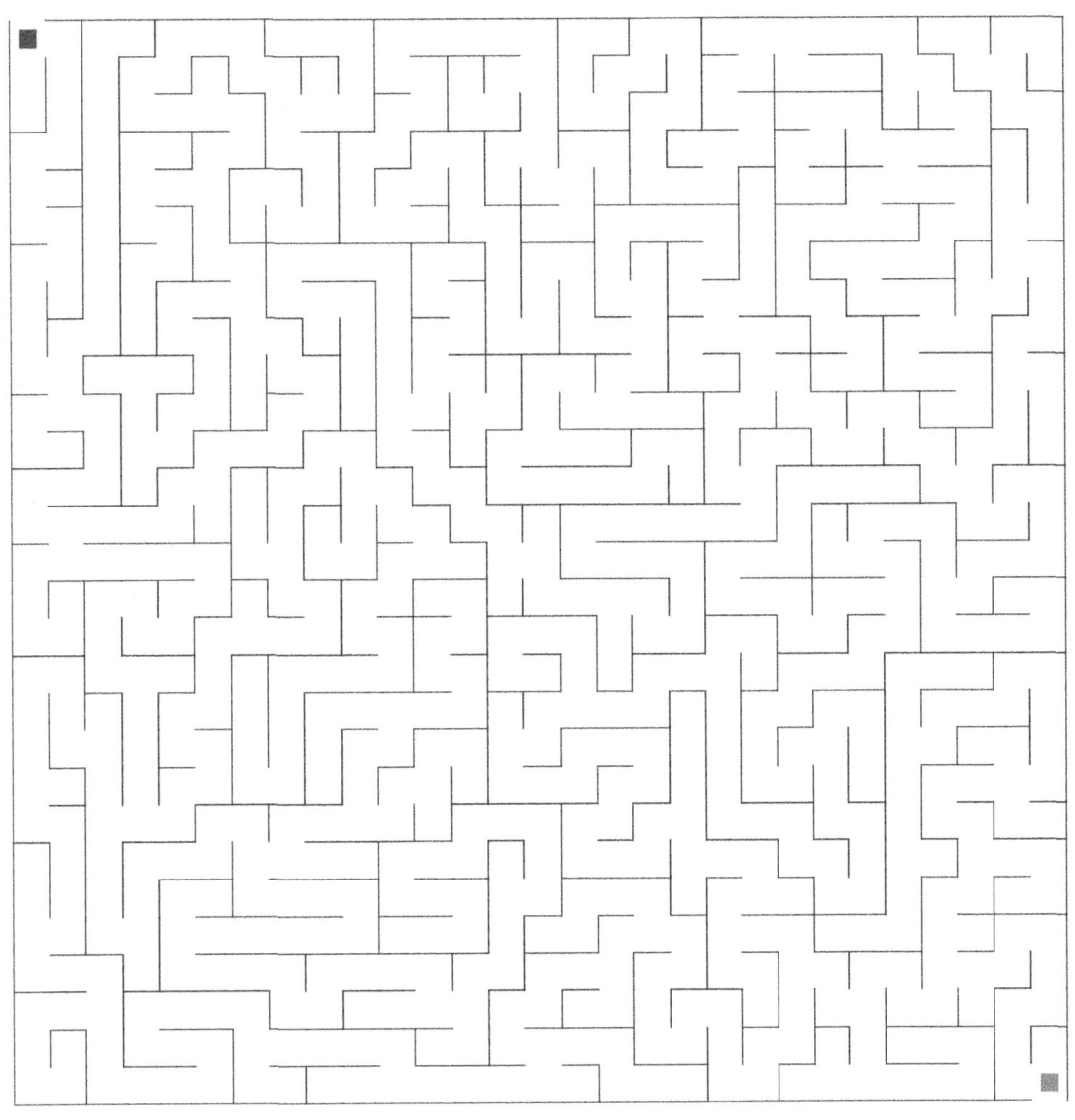

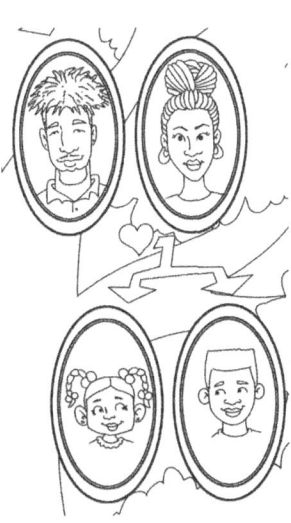

TODAY, I WILL FIND A WAY TO EXCEL BECAUSE...

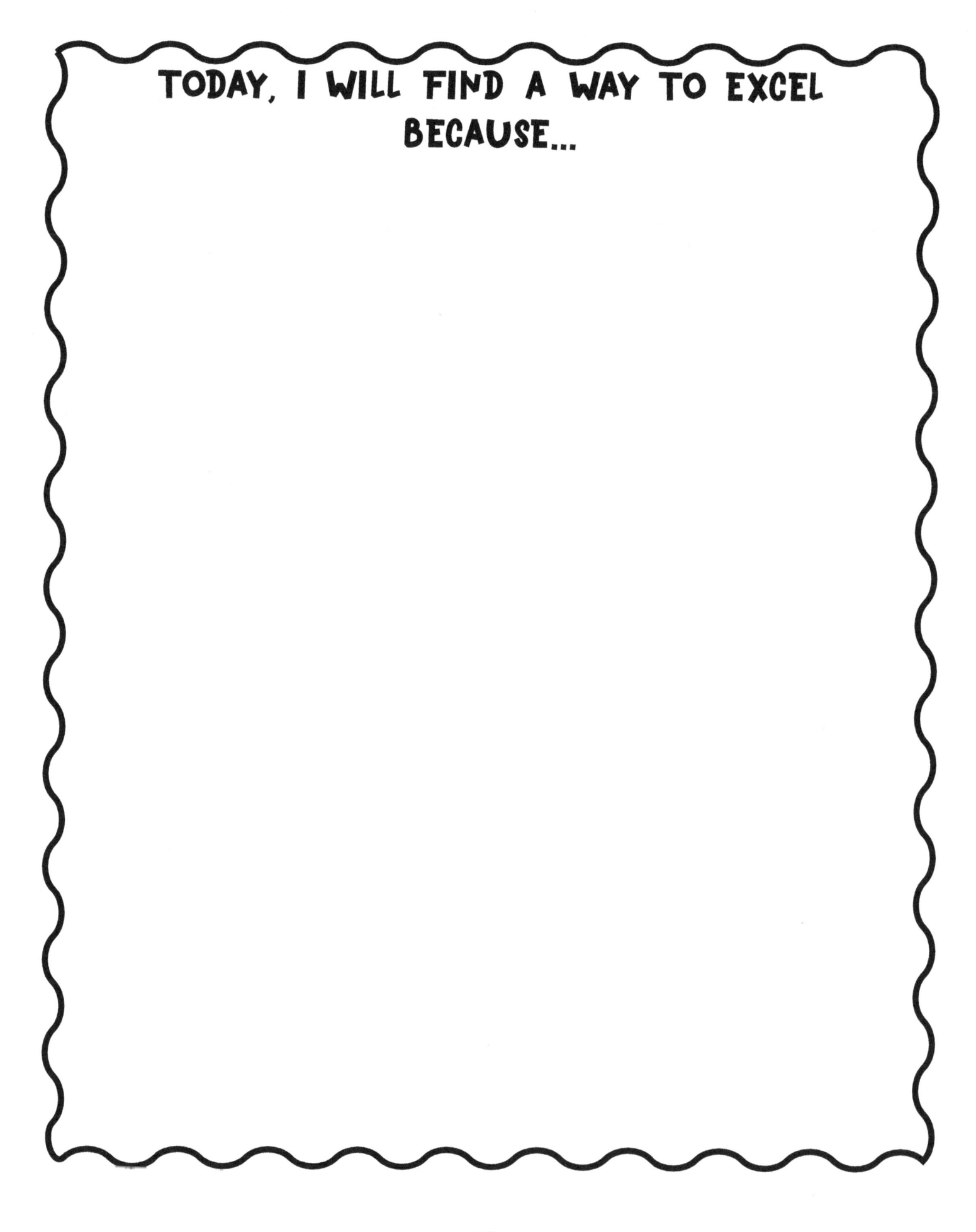

Section 8 - Diet and Nutrition

What a person consumes can significantly impact their health. People with sickle cell are no different. Sickle cell patients should attend regular doctors' appointments and receive a stroke screen risk test annually.

People living with sickle cell need to eat a regular balanced diet consisting of the five main food groups: vegetables, fruits, grains, proteins, and dairy foods. Patients with SCD may suffer from fatigue, so eating foods rich in vitamins and minerals such as omega-3 fatty acids, vitamin A, vitamin B6, vitamin C, vitamin E, magnesium, and zinc are essential.

Vegetables contain nutrients needed to produce strong red blood cells. Exercise can also help improve a person's mood and help manage their weight. When exercising, sickle cell patients have to remember to listen to their body's cues. For instance, if something doesn't feel right, it is best to stop and rest. Especially if a person feels too hot or too cold, then he or she should hydrate and let the body cool down or warm up.

DEEPER THOUGHT QUESTION

How did doctors discover the first cure for sickle cell disease?

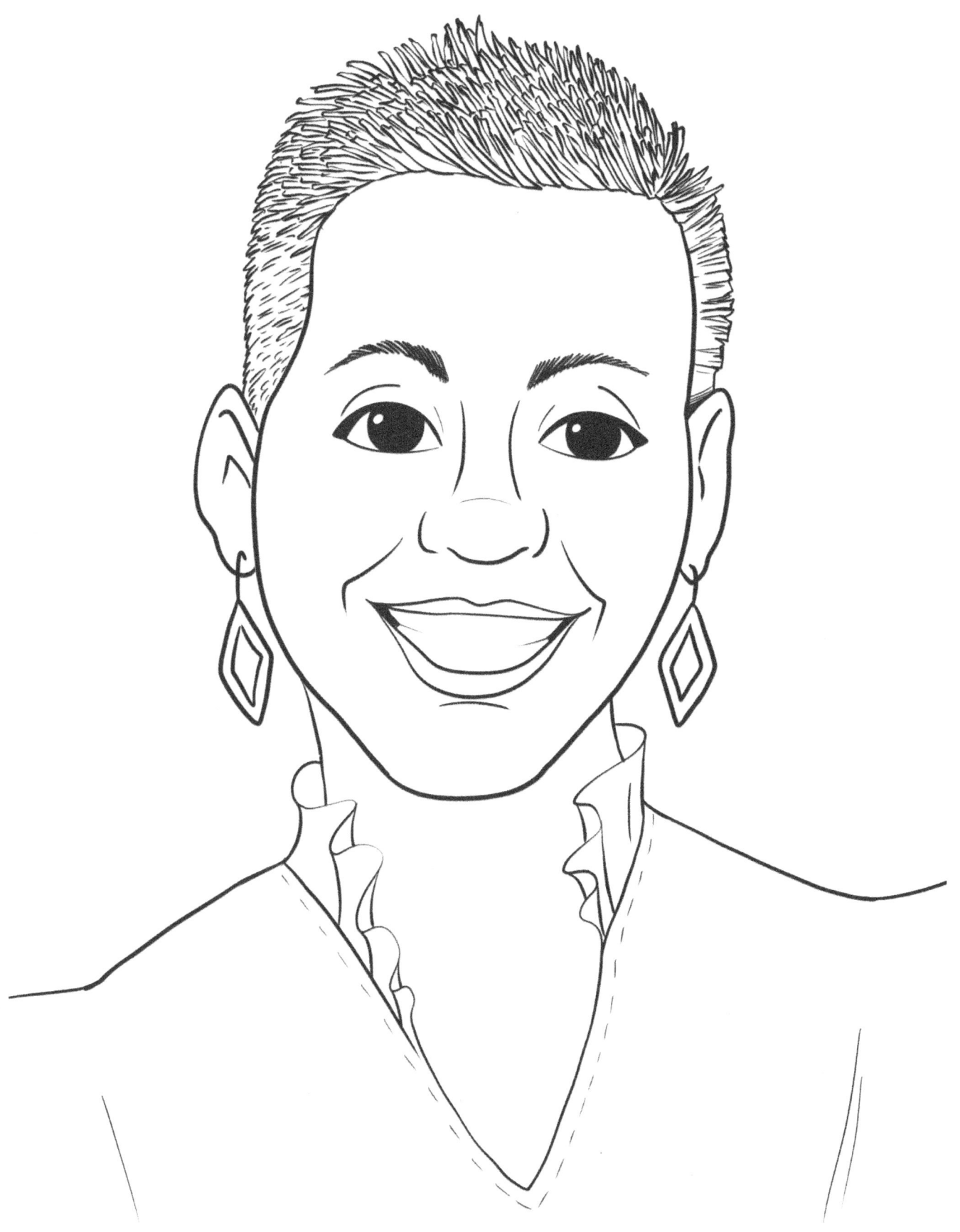

Kimberlin Wilson-George

(Transplant received as an 8-year old)

10 Ways to Stay Healthy with SCD

Word Bank

Vegetables

Reminders

Appointments

Exercise

Rest

Listen

Test

Hydrate

Questions

Medicine

Across

2 If a person is too hot, he or she needs to _____ and let the body cool down.

4 This is a healthy habit that can improve a person's mood and help manage weight.

7 When exercising, if something doesn't feel right, stop and _____.

8 Maintaining regular doctor's _____ help keep a person healthy.

10 Write down _____ that come to mind to ask the doctor at appointments.

Down

1 Doctors prescribe _____ to their patients to help them feel better.

3 _____ contains nutrients needed to produce strong red blood cells.

5 It's important to set _____ to remember to take medication on time.

6 Some sickle cell patients receive a stroke screen risk _____ annually.

9 It is important to _____ to the cues that a person's body gives them.

Published by Cleverly Changing Press. Copyright protected. 978-1-7350498-5-4 The Ultimate Sickle Cell Activity Book

Instructions: Sickle cell patients need to hydrate throughout the day. Please help this child to the glass of water below.

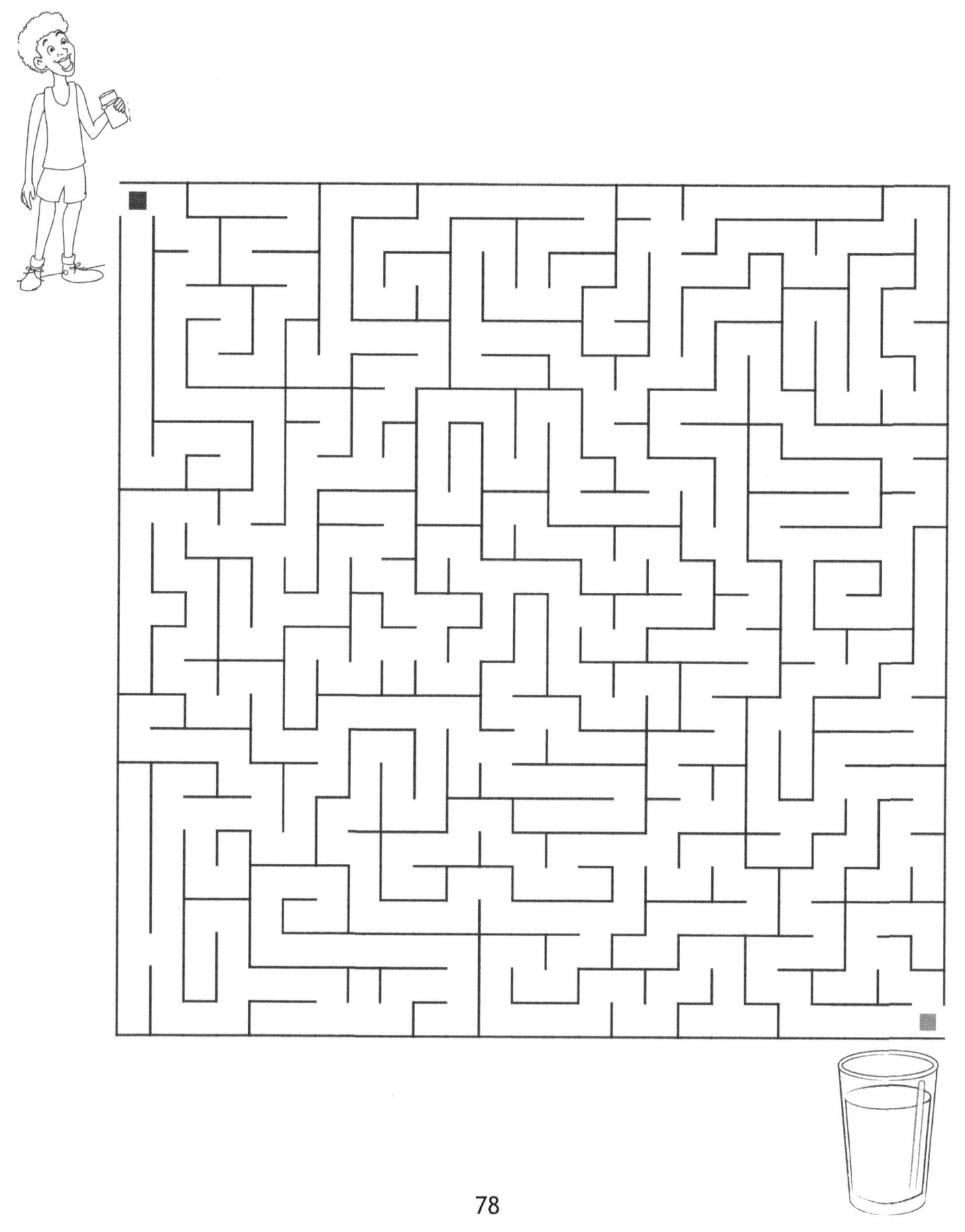

Hydration Word Scramble

Hydration is extremely important for sickle cell patients. This word scramble helps reveal different sources of water people can drink. Unscramble each word and write it on the line provided.

1. alalkein _____
2. tidlsdeli _____
3. emlrani _____
4. defisnu _____
5. psikglarn _____
6. pat _____
7. pufeirid _____
8. rgieacl _____
9. sprngi _____
10. lwle _____

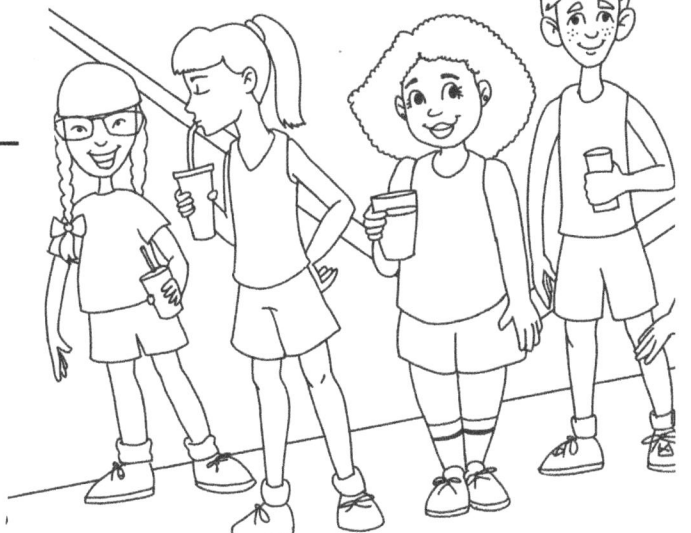

Tap	Mineral	Sparkling	Infused
Distilled	Glacier	Alkaline	
Purified	Spring	Well	

Hydrating Foods

```
            K M D Z O O I A P H
          P I N E A P P L E K
        Q Y U H K A L E R
          W C O P U S J V
          W V B A R B Z X S
        W S P T U E R E G
      A I Z D P L B K Z R
    E L U Y R W I B E R V
      F W X C X L F V C L
      S U A G U R X L B U R
    Y V M T K C R L O N T
    D Z Y E T U G T W H T
  W P A K R D M R R E C E
    D G K Y M M B A U R K L
    V K A F E R E P K Z T
  J S S R O L F R E P U I
  B F E B Z O D S F D C W
  I E E G Z N A K R O C V
  B U X G N Y K U U A H M
  C S P O A A R C I M I O
  P J E I L B R E T K N K
  I X T I V B B O L L I C
  O M E O R V D A B E P B
  D Y Q H M R L R C N C J
  C C C P E A E M C Z G T
  Y M B W R T B P H I I
  W P E A S B O W X M N
  Q A O L O F L E A X I Q
    P T I J V V S S R P B
    Q T B C O P V T G T L
      I L T T Z R X O S S E
      R O N S K H W V R X G
        X S O H L D M X R X H
        G G F E R L D F A M
        S A V V Q X O O C M
          B C C S E L P P A A
          U E R K U D F N N
            G B V M T Y U G F
            N N U Y K Z T J R Q
            W B J Q E C F Q O U
```

APPLES	CELERY	LETTUCE	TOMATOES
CABBAGE	CUCUMBERS	ORANGES	WATERMELON
CARROTS	GRAPEFRUIT	PINEAPPLE	ZUCCHINI
CAULIFLOWER	KALE	STRAWBERRIES	

I WILL FIND JOY TODAY BY...

Section 9 - Mental Health

Sickle cell disease patients are not exempt from mental health concerns. Living with a chronic health condition can cause patients to feel sad, anxious, doubtful, hopeless, unsupported, or even depressed. In addition, experiencing constant pain episodes and other complications can cause mental health concerns to arise. Patients should not ignore their mental health concerns, just as they should not forget their physical health. For example, take feelings of anxiety seriously. Once patients identify mental health concerns, they should notify a licensed mental health care provider and seek professional medical assistance if needed.

Caregivers and patients should actively affirm themselves daily and utilize resources that help provide encouragement and mental health balance. Just like humans need to exercise to stay healthy, people should nourish their minds in healthy ways. Here are ten ways to nurture your mental health:

1. Speaking with a counselor regularly
2. Journaling
3. Deep breathing
4. Listening to positive music and dancing
5. Practicing self-care
6. Meditating
7. Drawing or painting
8. Exercising regularly
9. Hanging out with positive friends
10. Eating healthy fruits and vegetables packed with vitamins and minerals.

DEEPER THOUGHT QUESTION

Dr. Mason could have called "sickle-cell anaemia" many other names. Please write some alternative names he could have chosen instead and why.

Affirmation Secret Code

Decipher the message secret message below. Each number represents a letter. Look at the key below to determine the message.

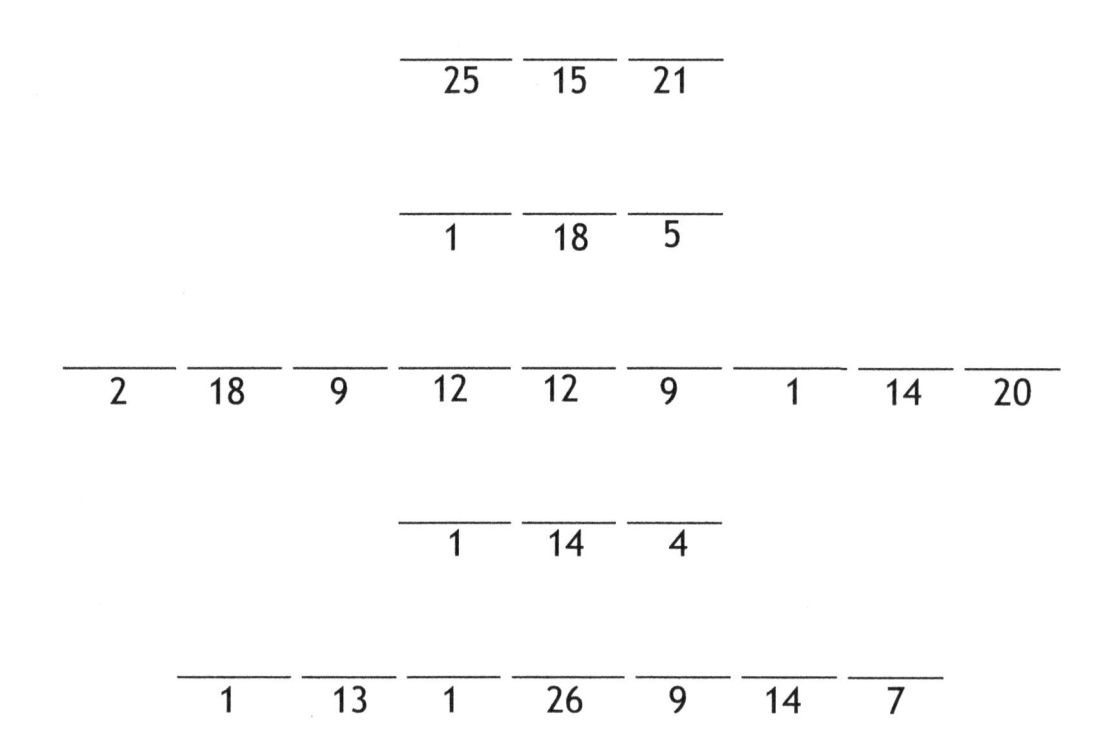

$\overline{25}$ $\overline{15}$ $\overline{21}$

$\overline{1}$ $\overline{18}$ $\overline{5}$

$\overline{2}$ $\overline{18}$ $\overline{9}$ $\overline{12}$ $\overline{12}$ $\overline{9}$ $\overline{1}$ $\overline{14}$ $\overline{20}$

$\overline{1}$ $\overline{14}$ $\overline{4}$

$\overline{1}$ $\overline{13}$ $\overline{1}$ $\overline{26}$ $\overline{9}$ $\overline{14}$ $\overline{7}$

A - 1	H - 8	O - 15	V - 22
B - 2	I - 9	P - 16	W - 23
C - 3	J - 10	Q - 17	X - 24
D - 4	K - 11	R - 18	Y - 25
E - 5	L - 12	S - 19	Z - 26
F - 6	M - 13	T - 20	
G - 7	N - 14	U - 21	

Mental Health Word Search

```
            Z Y P D D Z U E I X
          Z N X M Y C T A S R H P P N O E
        T Y Q R O H Q R O I S Y S K A Z Q N R P
      A H X E H I R R Y B O K A L X V K M T R B I
    V M C L M R K Q F C S W W K P H C D Z U E G F S N G
  W P Z K O H I R A V B E N D O R P H I N S O P H L G G X
Z U F W T H N A X H T J X F U Q Q H J C H O V K L E A V R U
C D R A I C G C K H Y X E J Y P P X B E B O A W V L E Q E O S A
I B D O R D N W A J Y E V M X B M R T B B C F K Z B P U Y H A X
I R L N D A T J K P W Y E R O I V A H E B M E H F Z H P E N X B X Z
Q P H S B N I D I D U N U T M I H Y N V D C F L O Z W H O S Z T A R U Q
A S T O C Q E M Q H L Y P B U H B B L P E E B C Y X C E N G V Z N H F X
G L L S E R K O R N R E S W J J B M D T F U G S Z E I Z L C L P B U M V F N
G E T V F X H R B B J U C F J D D A H V D C C F T J H O Z T E D M W B F K W
T U B V S X J Q Y V Z H M W I Z O D R Q N W Z T R A T H A D G P I R E S D Y
A U H S M Y I F G F T J F S U I F H X P P O O E M U C M R R Y Y H P K C S H P K
T Y R N A B T Z Z W E O B A V Q H X I N W L L R M H T B K L M K L L N N E K B K
Z G H D U A H E Q D H W B R E A T H I N G F A P N R H R F U O V O W O Z N L M I
W R D A L K N G I N G N L C L A M H O U O K O E K P P N Z D C X H T M K L G O J
I R S Z B E G V D X P L G G M S D N T B G Z I S T L R D P G Z M D P G Z L E J S
E O E U Y U A Y P X N U S Z A X P J X T J D O D L Y E E G M H I Y H B R E I U X
V T U A L H Z P G C X A C B P B W S S W U A J U F P B L L O Z B G M X K W V N X
S W T T F K F A W J O O A F T I Q Y O R M J R S E M P G T X F O I X V U I Q M Y
B Z X J N H X R V L B V H A U U D L V F F Z A O U Z R G Y Y N Z O R K W G C B M
H L Q N O V Y E N T H E R A P Y X B A I U X K P C O O K I T K X J G A H B R Z U
  O U B Y G R H C T A U F M I L I V R N W S X D L S J F X O H J J M M G S V R
    C C R A W K T S Z R Q M A R R R Q E K Q R W V H K D R M C X G L A W E M D C
      C M P F U N A V F J O R A R W K P L W C E E X S W N W G I A A C N P F U G V
        K C A W Z M I J T K P G K I G H A S V G G I B O O W P N N H D B X S C T
          D Q N I W O A U O J E P U D S T X H T G A L S J M U N R R E O P Q O B Q
            T T H V R R G I M N B U Y H J A K W I S I I Y S G U D X Z J B P U Z
              X G L V A T A I I K S K S G A T B H R S W L I V O B E B A I D H N N
                G I J T V L W J Q N C M Y S I A G T A C J O J J C X N O L K A H
                  U N J K C W P M I B N L R O T D R M A S A R H V K E J D Z I
                    T X V F B D K W P K J P N D H W O Q P W U M Q Q I H E R
                      T R V T Z F C E C D R Z V W G H G Y T K F V O K R S
                        M C A W J S H Q V F P B Q A F X B N P C Y S X S
                          K S A X F O T O E T C T A N B O H W W C
                            P V U H F F C R C D B N K K G J
                              B D R Q K S I U V R
```

ANXIETY	COOK	JOURNAL	SUPPORT
AROMATHERAPY	DANCE	MASSAGE	TEA
BAKE	EMOTIONS	OXYTOCIN	THERAPY
BEHAVIOR	ENDORPHINS	RELAXATION	TRIGGERS
BREATHING	HIKING	SLEEP	WELLNESS

Surround Yourself With Positive People

I feel joy when I am around . . .

1.

2.

3.

4.

I feel encouraged when people say . . .

1.

2.

3.

4.

I feel safe/protected when I am . . .

1.

2.

3.

4.

I am able to relax when . . .

1.

2.

3.

4.

TODAY, I WILL REWARD MYSELF BY...

Section 10 - Sickle Cell Treatments

Sickle Cell Disease can cause many different types of complications, so doctors prescribe various medications to treat the symptoms. Pain is not the only major problem that can occur, so treatments go beyond pain management. Some popular sickle cell medications increase fetal hemoglobin in patients, which can reduce sickle cell related complications. Some patients may experience hypoxia, which is low oxygen levels. When this occurs, oxygen therapy can help improve the patient's oxygen supply.

Bone marrow transplants and gene therapies can cure some patients living with sickle cell disease. However, bone marrow transplants are not always possible or successful for all sickle cell patients. In fact, when considering the different cures available patients should discuss the risks associated with curative therapies with knowledgeable specialists.

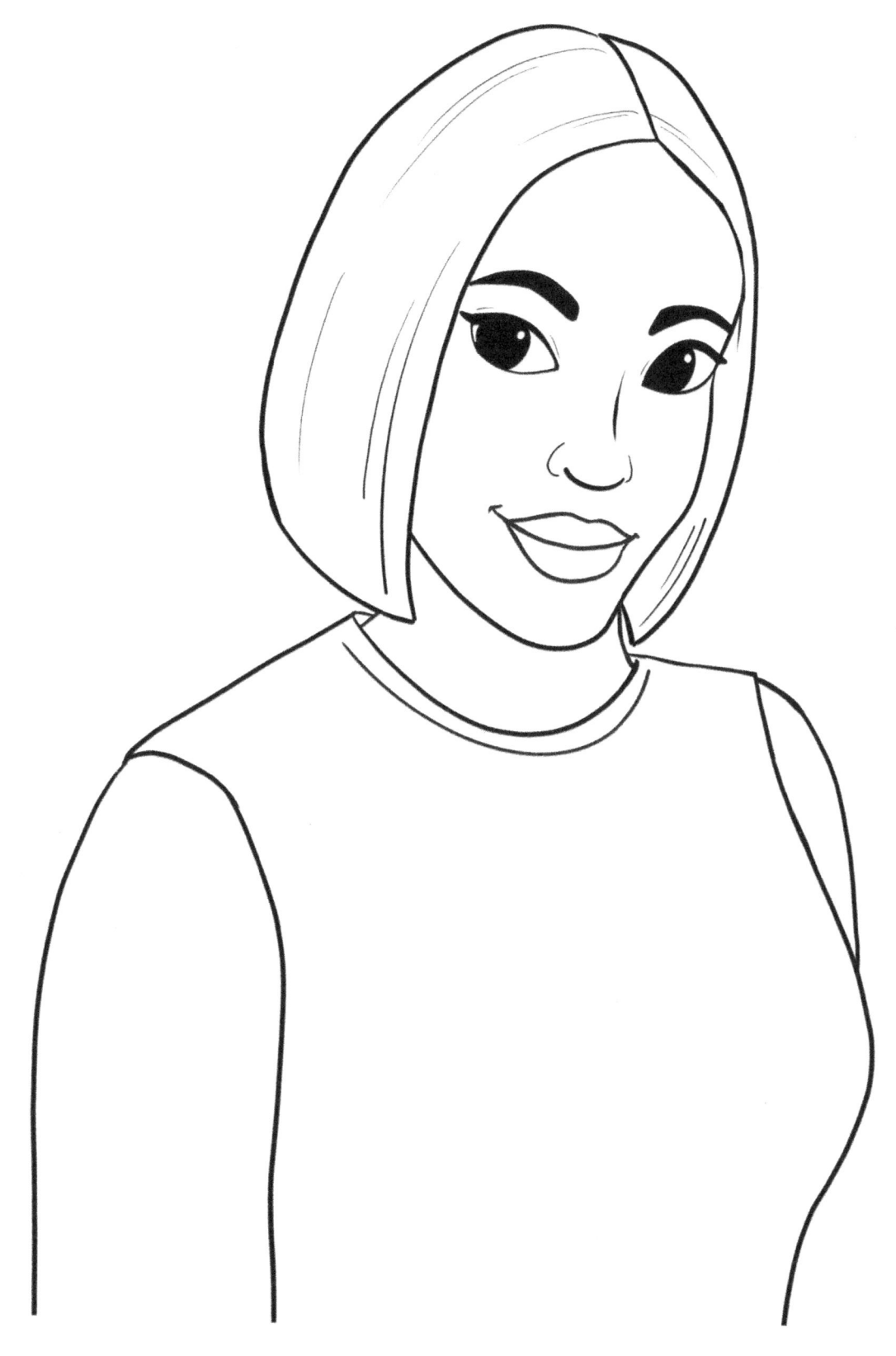

Victoria Gray

(cured of Sickle Cell after receiving CRISPR-based gene therapy in 2019)

DEEPER THOUGHT QUESTION

Why are doctors still looking for other cures for sickle cell disease if one already exists?

Doctors Who Treat SCD Complications

Can you fill in the missing letters based on the letters provided? The words are provided at bottom of the page to help you.

1. H _ _ A _ O L O _ I S _

2. N _ P H _ O _ O G _ _ T

3. C A R _ I O _ _ _ I _ T

4. _ _ _ U R _ L _ _ I S T

5. O P _ _ H _ L M O _ O G _ S _

6. _ _ _ L _ O N _ L _ _ I S T

7. P _ Y _ H I _ _ R _ S T

8. _ _ T R _ T I _ N I _ T

9. O _ _ U P _ T I O N _ L _ T _ _ E R _ P _ _ T

10. _ _ _ N _ M A N _ G E _ E N _ _ S P _ C I A _ I _ _

OPHTHALMOLOGIST

OCCUPATIONAL THERAPIST

PULMONOLOGIST

PSYCHIATRIST

HEMATOLOGIST

NUTRITIONIST

NEPHROLOGIST

CARDIOLOGIST

PAIN MANAGEMENT SPECIALIST

NEUROLOGIST

Instructions: Help this patient find her way to the Bone Marrow Transplant.

"In 1983 after receiving a bone marrow transplant at St. Jude an eight year old child was cured of Leukemia and Sickle Cell Disease.

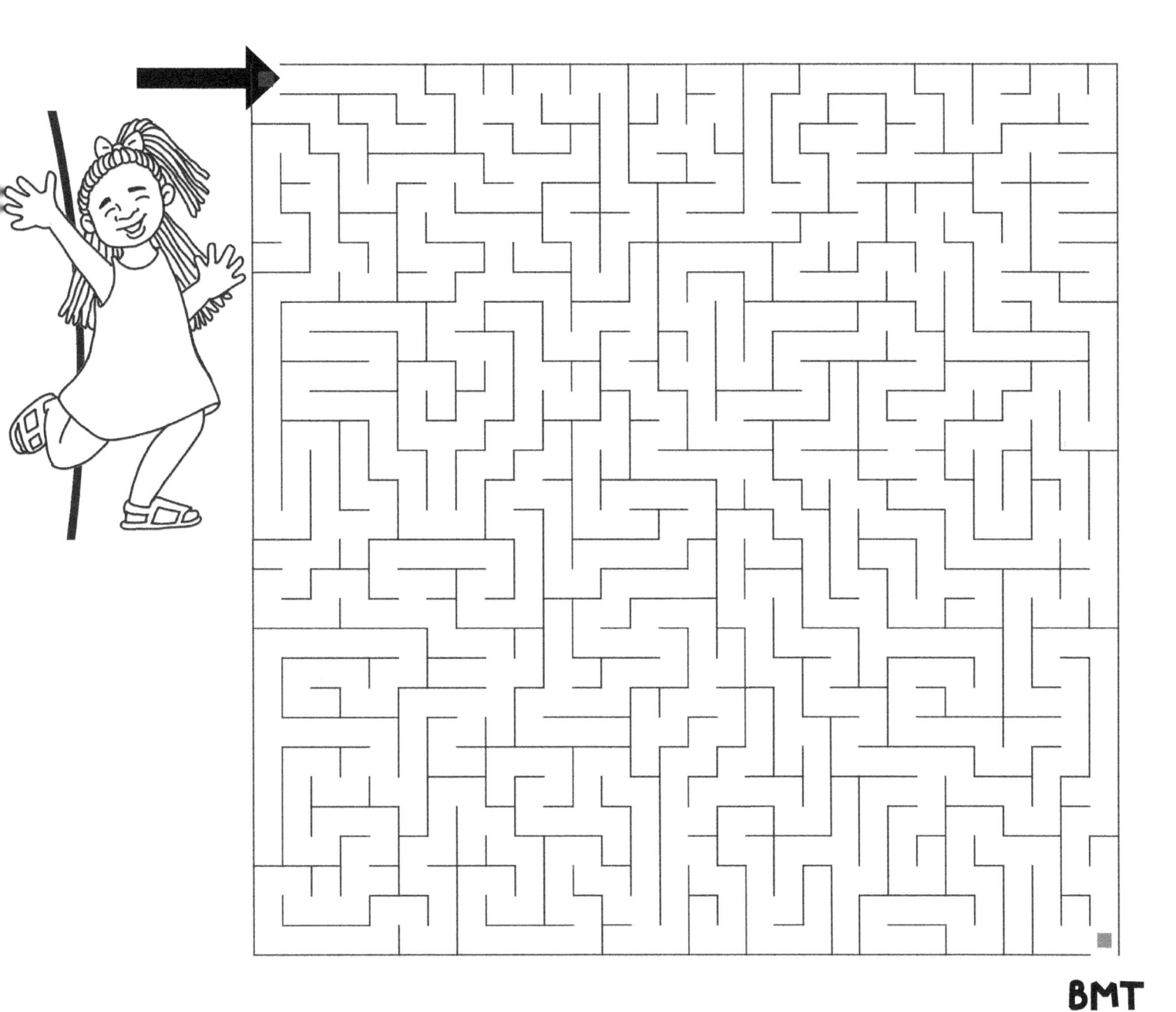

BMT

Published by Cleverly Changing Press. Copyright protected. 978-1-7350498-5-4 The Ultimate Sickle Cell Activity Book

Treatment Sickle Cell Word Search

```
            T R G V Y U H H A L
          Z B Q U C D K F Y K J C E Q K Z
        N H X N Y C B X I Y F O J H K K A D J I
        C M W D D S S X D N V Q T T F D A K I F B U
      B H Y D R O X Y U R E A S X S K W P T Z Y S E A C X
      D S Y A G J W M K F W M A E C K E U M K G T F S U G R X
      C K M Y O V G H M K C T S M F X E N D A R I F T L M I Q D Z
    T B R V T E P M R T J Y W I L A L M I Z I J W W S Z S J P A K Q
    X Z F S G C Q Z T Y X Y R B V J I W H P W A T W O T N N R E D B
    Z Q C U B T B U J B E P G B B H W Y D P U Q Y I Q K W M R D S Q T F
    L N X F A D F Q X M M G G J Q S W G Z N R P R Y X E Y N B H J G O K L M
    J H E P Z L Q N N J D V B E H S E O W W O M D B B D O O I N J U W C N U
    B E Q K G J N Y X J G A Z R T Z U E S I H M W X P F M Z H A U X S R C U R J
    C O G U X Y T H Q Z N O J Q W J Y M X O I I I C M R N X H H F N I G O I S X
    Q P D Y Y W X I W P E K M D V D L K E N D D F Y G B V U B V G Z B P U B Y W
  Y W O I O G Z G O B A C X U J U O W V K R G E I Z Y W Z W G U L B U Y N D Q Q Z
  H L G T U X P D P B B T T Y T Q Y K H W H T M X X I T X Y W G L T P O B E B A V
  J W O X R P F Y E W V O X X N A A W Z Q V N F J B R E D I A D O N R A S E L N R
  E E O G N Y D A C V P V C L Z D H N R V E D M V C A N H R S D V A O B S U T L U
  J X G B F O B M O W H A I D A F X L K T L I S M N I Z R N K S Q L F L Z N J L X
  H Y Y B A N T I B I O T I C S M L X A F F N G G L L Y K C E J F P E S F W F N O
  G T M R O P V B W K P A V X P W V N L J J H X L D C R O S B G D S N V G G S V L
  F F M B M X V I C F I U S I X G M J I E T I I K P G O C I Z U E N T M Q C S P N
  X O J H A Q I E N T H P M H E L W Q Z W G C M T O Y S Z T Y K T A D T G G N P U
  J L Q P N P T J N J W X T T A L W V U Y I S U P B L K G C C H R T I D Q W O O
    P A K I N I H N I Y P F J P F S D G N C G E N E T H E R A P Y T P S U V D Y
    T X C H G U P E D G Y Z C U B N H E F T A M Z N Y T N I E G G L S P B C Z B
    P O L U K V C J Q D T H E Q N P P H O I E N O G H I F S V S N L O M M V X L
    L K Q I Q X H L E R A Y E A U X E Q J A F P X U H X Z N M I E W J N R Y
      I M X F W V H B D Q W X U B K E X G S N O I S U F S N A R T C H D H I W
      Y C L V D I B P V I A H L H Z Z S O Q V I G R L Q T A M U A B D
        O I U P G M P W O A O K A K R B L E D X B F D N U W W F W E R O T J
        W G R I K F M L X K M Z R V U X O O N B T N E P X D K B T F Q M
          R W U E E J W H Q O L W J E Y X M Y T R D D G D I H N S T I
          K L F T Q I V J R E A D P D W W R G Y T Q E R D W A U
          G P A U R J D U L B P Q O L J N A U X T C C N X M E
            F I Q X H O D W K B D K X B D T H F G A Z J V G
              S D U V X A H T R T F H H J M E N O N R
              M U X A L B N W P W E P N X O K
                  E S I E K T Y D E L
```

ADAKVEO	HYDROXYUREA	OXYGEN
ANTIBIOTICS	IBUPROFEN	PENICILLIN
ENDARI	MORPHINE	STEM CELL TRANSPLANT
GENE THERAPY	OXBRYTA	TRANSFUSIONS

SCD Treatment True and False

Circle the correct answer for each question below.

1. Bone marrow transplants and gene therapies cure all patients who are living with sickle cell disease.

    A. True

    B. False

2. When considering different cures and treatments available, patients should discuss the risks and benefits with their doctor.

    A. True

    B. False

3. Sickle cell treatments go beyond just pain management.

    A. True

    B. False

4. Some sickle cell medications increase fetal hemoglobin.

    A. True

    B. False

5. Oxygen therapy helps treat patients who feel hypoxia.

    A. True

    B. False

TODAY, I WILL WIN BY...

Know, What, Learn

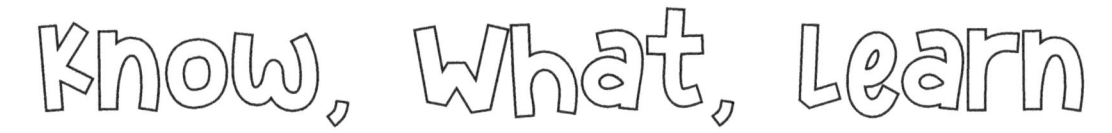

When you started reading this activity book, what did you already know about sickle cell disease? Did you realize you knew more or less about the subject than you first thought?

_____
_____
_____
_____
_____

What did you learn within the ten sections you didn't know before and were surprised to learn?

_____
_____
_____
_____
_____

Now that you've read the book and completed the activities. What do you want to learn more about sickle cell disease?

_____
_____
_____
_____
_____

Glossary

Advocate – to effectively speak on another's behalf and assist them with health challenges so they can obtain knowledge, secure resources, and identify needed services.

Arteries - one of the three types of blood vessels in the body. The other two types are veins and capillaries.

Blood – is made up of both solids and liquids. There are three different types of cells in blood: red blood cells, white blood cells, and platelets. People have one of four different blood types: A, B, AB, and O. These blood types can also be positive or negative. Blood transfusions often help patients with severe anemia, but can also put transfused patients at risk of iron overload.

Bone Marrow Transplant – a cure for some people living with sickle cell disease.

Blood vessels – tubes that carry blood that flows through a person's tissues and organs. There are over 60,000 miles of blood vessels that help transport blood throughout the body.

Cardiologist – a doctor who specializes in matters that involve a person's heart.

Caregiver – looks after the needs of a person who suffers from an illness, injury, or disability.

Circulatory System: The heart and blood vessels work together within this system to help blood travel throughout the body.

Exercise – a healthy habit that can improve a person's mood and help manage weight.

Exertional rhabdomyolysis - a rare condition caused by the breakdown of skeletal muscle after physical overexertion while exercising.

Fatigue – can be characterized by weakness, low energy, and tiredness.

Genes – a set of instructions, which are made of DNA, that a person receives from both parents.

Heart - A major organ that pumps blood throughout our body and is the size of a person's fist.

Hematologist – a doctor who specializes in taking care of patients with blood disorders.

Hemoglobin – the protein molecule in red blood cells.

Hydrating Foods – foods that are able to help satisfy a person's thirst. Some of these foods are apples, cabbage, carrots, cauliflower, celery, cucumbers, grapefruit, kale, lettuce, oranges, pineapple, strawberries, tomatoes, watermelon, and zucchini.

Hypoxia - low oxygen levels that are treated by oxygen therapy.

Hyphema - A rare eye disease, which occurs more often in people who are sickle cell trait carriers.

Jaundice – the result of red blood cells breaking down too fast.

Malaria - a fever caused by a parasite found in mosquitoes, leading to an infection within a person's red blood cells.

Management Specialist – a doctor who specializes in reducing pain.

Needle – a nurse puts this into a patient's skin to collect blood.

Nephrologist – a brain and spinal cord doctor.

Neurologist – a brain and nervous system doctor.

Nutritionist – studies the impact diet has on a person's health.

Occupational Therapist – a healthcare professional who treats health-related problems due to illness, injury, disability, emotional disorders, aging, psychological, or social disabilities.

Ophthalmologist – an eye doctor.

Pain crisis – the result of blood vessels that get stuck and cannot supply the body with oxygen and other nutrients the body needs.

Penicillin – sometimes doctors ask parents to give their children this antibiotic twice a day to help prevent various infections.

Plasma – the liquid portion of blood.

Psychiatrist – a mental health doctor.

Pulmonologist - a lung and respiratory doctor.

Red blood cells - sometimes abbreviated as RBCs. RBCs make up about 44% of the overall blood count within a person's body and are produced by bone marrow. The function of these cells is to carry oxygen and remove carbon dioxide throughout the entire body. In sickle cell patients, these cells live for only 10-20 days. Normal red blood cells live for 100-120 days.

Renal Meduallary Carcinoma (RMC) - a rare form of kidney cancer.

Rest - when a person living with sickle cell is too hot, he or she needs to rest and let their body cool down.

Reticulocytes - red blood cells that are not yet fully developed.

Sickled - the name given to blood cells that are not shaped like round circles.

Thymus gland - is where the white blood cells that fight infections are produced.

Transcranial Doppler Test (TCD) - a stroke risk test.

Transfusion - adding blood to an artery or vein.

Thrombocytes - also called blood platelets that promote clotting.

Ultrasound - a machine that takes pictures of the inside of a person's body.

References

Bernstein, Adam. 2002. "Roland B. Scott Dies." *Washington Post*. Accessed March 9, 2021. https://www.washingtonpost.com/archive/local/2002/12/12/roland-b-scott-dies/dfcf2c42-3e5f-427f-be38-9ae965534e47/.

Biography. "Charles Drew." Accessed March 9, 2021. https://www.biography.com/scientist/charles-drew.

CDC (Centers for Disease Control and Prevention). 2021. "Complications And Treatments Of Sickle Cell Disease | CDC." https://www.cdc.gov/ncbddd/sicklecell/treatments.html.

Charles-Ford, Secret. 2019. "Angella Dorothea Ferguson (1925-)." Blackpast.org. Accessed August 17, 2020. http://www.blackpast.org/african-american-history/people-african-american-history/angella-dorothea-ferguson-1925/.

Faqs.org. 2021. "W. Warrick Cardozo Biography (1905-1962)." Accessed March 9, 2021. http://www.faqs.org/health/bios/61/W-Warrick-Cardozo.html.

Ifeanyi, Obeagu Emmanuel. 2021. "Sickle Cell Anaemia: A Review." CiteSeerX. Accessed March, 9, 2021. https://citeseerx.ist.psu.edu/viewdoc/download?doi=10.1.1.1077.3670&rep=rep1&type=pdf.

Roberts, Sam. 2016. "Yvette Fay Francis-Mcbarnette, A Pioneer In Treating Sickle Cell Anemia, Dies At 89." New York Times. Accessed February 28, 2021. https://www.nytimes.com/2016/04/08/nyregion/yvette-fay-francis-mcbarnette-a-pioneer-in-treating-sickle-cell-anemia-dies-at-89.html.

Roberts, Sam. 2019. "Dr. Doris Wethers, 91, On Front Lines Against Sickle Cell, Dies." *New York Times*. Accessed February 28, 2021. https://www.nytimes.com/2019/02/07/obituaries/dr-doris-wethers-on-front-lines-against-sickle-cell-dies-at-91.amp.html.

Sarode, Dr. Ravindra. 2021. "Overview Of Blood - Blood Disorders - MSD Manual Consumer Version." *MSD Manual Consumer Version*. Accessed March 9, 2021. https://www.merckmanuals.com/home/blood-disorders/biology-of-blood/overview-ofblood.

Sawe, Benjamin. 2021. "Highest Numbers Of Sickle Cell Births By Country." Worldatlas. Accessed March 9, 2021. https://www.worldatlas.com/articles/countries-with-the-highest-number-of-sickle-cellbirths-per-year.html.

Serjeant, Graham R. 2010. "One Hundred Years Of Sickle Cell Disease". Onlinelibrary.wiley.com. Accessed March 9, 2021. https://onlinelibrary.wiley.com/doi/pdfdirect/10.1111/j.1365-2141.2010.08419.x.

Steensma, David P., MD, Robert A. Kyle, MD, and Marc A. Shampo, PhD. 2010. "Walter Clement Noel—First Patient Described With Sickle Cell Disease." *Mayo Clinic Proceedings*. Accessed March 9, 2021. https://www.mayoclinicproceedings.org/article/S0025-6196(11)60243-7/fulltext.

Stein, Rob. 2021. "NPR Cookie Consent And Choices." NPR.org. Accessed March 9, 2021. https://www.npr.org/sections/health-shots/2020/06/23/877543610/a-year-in-1st-patient-to-get-gene-editing-for-sickle-cell-disease-is-thriving.

The Historymakers. 2021. "Dr. Charles Whitten's Biography." Accessed March 9, 2021. https://www.thehistorymakers.org/biography/dr-charles-whitten-41.

Answer Key

Trait Facts or Fiction - Pages 14-15

1. False
2. True
3. True
4. False
5. True
6. True
7. False
8. True
9. True
10. True
11. True
12. True

Truths About The Trait - Page 16

Across
2. Hyphema
7. Altitude
8. Normal

Down
1. Kidney
3. Exertion
4. Malaria
5. Muscle
6. Trait

Sickle Cell Trait Word Search - Page 17

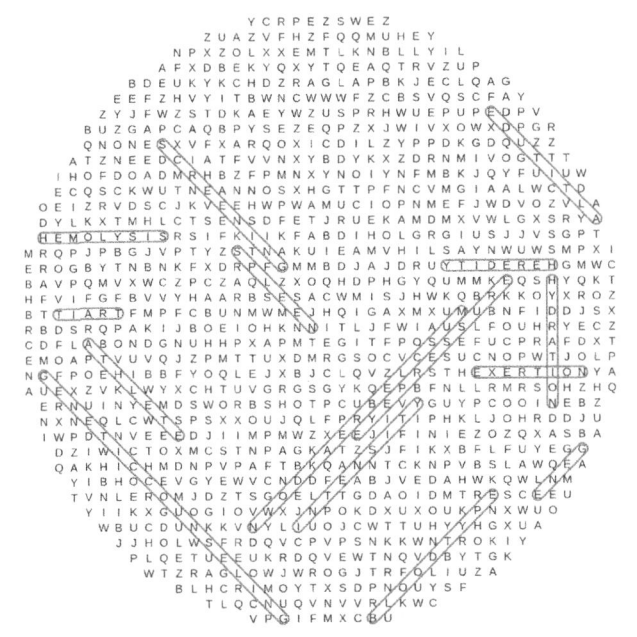

Sickle Cell Trait in Athletes Secret Code - Page 18

Athletes who experience pain during exercise should tell someone immediately especially if it is leg or lower back pain, exhaustion, trouble breathing, or cramping

All About Blood - Page 24

1. Spleen
2. Hemoglobin
3. Plasma
4. Platelets
5. Clotting
6. Thrombocytes
7. Marrow
8. Thymus gland
9. Transports hormones
10. Fight infection
11. Carries carbon dioxide
12. Delivers oxygen

The Basics of Blood - Page 26

Across
4. Liquid
6. Plasma
7. Red
8. Blood
9. Hematologist
10. Positive

Down
1. Four
2. Platelets
3. Marrow
5. Infection

What is Blood Secret Code - Page 27

Blood is a liquid inside a person's or animal's body that brings oxygen, carries carbon dioxide, and fight's infections.

Maze - Page 28

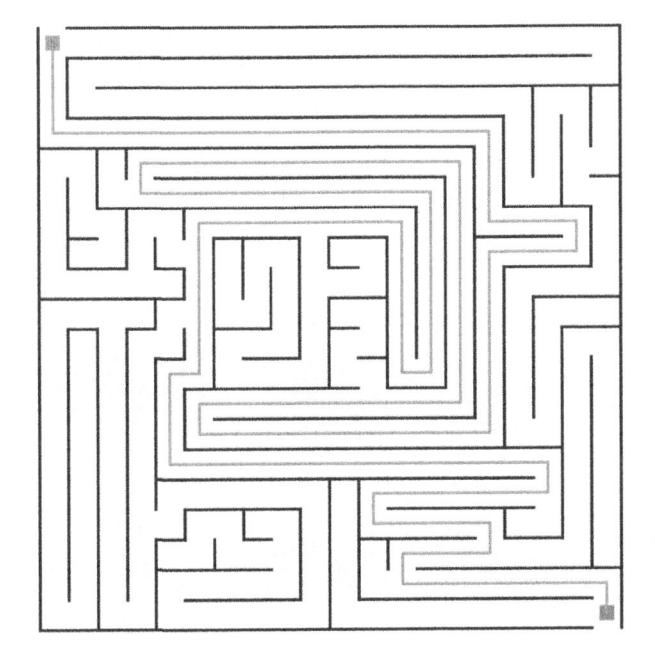

Published by Cleverly Changing Press. Copyright protected. 978-1-7350498-5-4 The Ultimate Sickle Cell Activity Book

The Role of Blood - Page 28

1. arteries
2. heart
3. Malaria
4. Red blood cells
5. Charles Drew
6. Hemoglobin
7. circulatory system

Red Blood Cell Crossword - Page 34

Across	Down
3. Healthy	1. Fatigue
4. Oxygen	2. Three
5. Hemolysis	6. Music
9. Pinch	7. Sickled
10. Anemia	8. White

Red Blood Cell Missing Letter Activity - Page 35

1. Oxygen
2. Bone Marrow
3. Protein
4. Blockage
5. Anemia
6. Reticulocytes
7. Sticky
8. Carbon Dioxide
9. Molecules
10. Blood Vessels

Sickle Cell is a Blood Disorder Word Search - Page 36

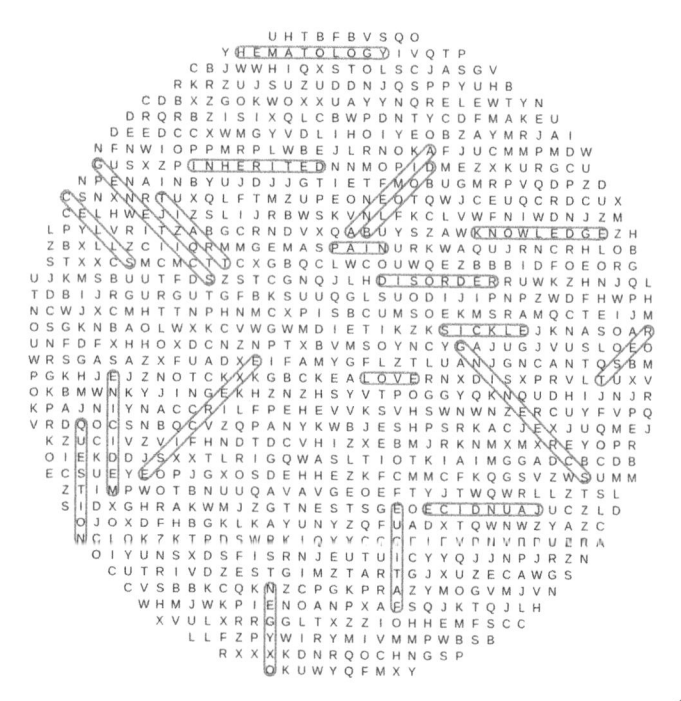

Sickle Cell History Matching - Page 42

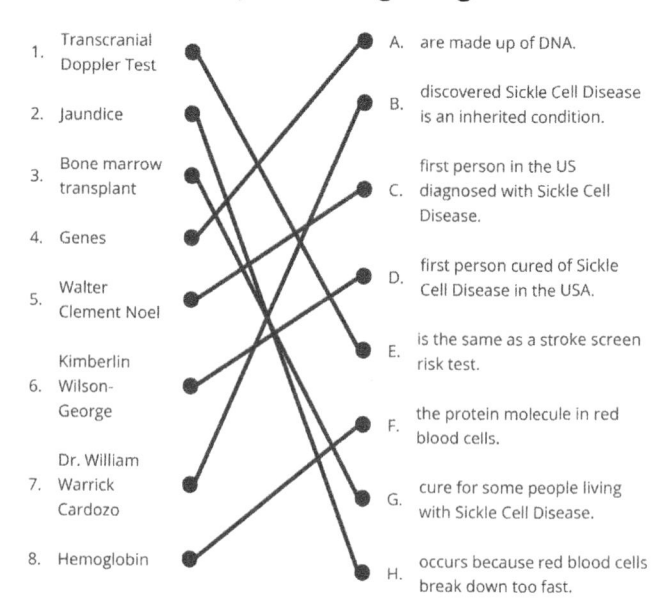

1. Transcranial Doppler Test
2. Jaundice
3. Bone marrow transplant
4. Genes
5. Walter Clement Noel
6. Kimberlin Wilson-George
7. Dr. William Warrick Cardozo
8. Hemoglobin

A. are made up of DNA.
B. discovered Sickle Cell Disease is an inherited condition.
C. first person in the US diagnosed with Sickle Cell Disease.
D. first person cured of Sickle Cell Disease in the USA.
E. is the same as a stroke screen risk test.
F. the protein molecule in red blood cells.
G. cure for some people living with Sickle Cell Disease.
H. occurs because red blood cells break down too fast.

History of SCD - Page 43

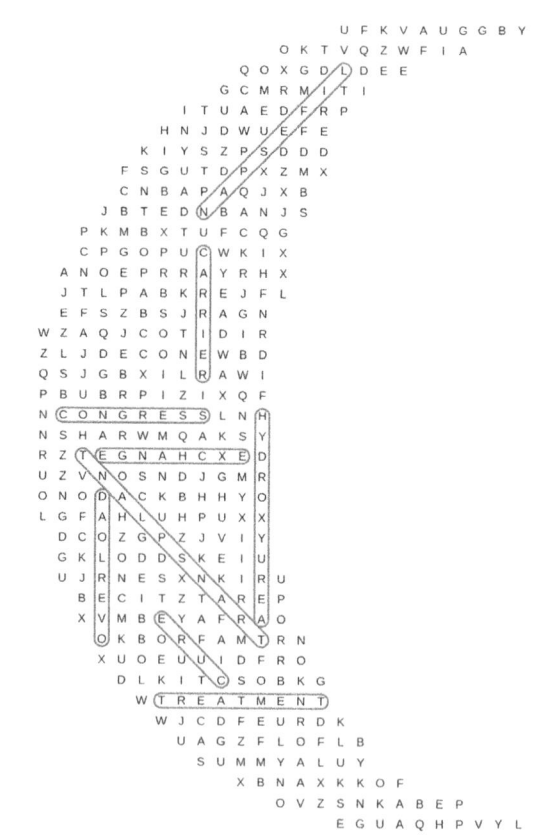

Sickle Cell Awareness Word Scramble - Page 44

1. Red
2. Water
3. Vegetables
4. Nurse
5. Born
6. Temperature
7. Sickled
8. Test
9. Dream
10. Educate

104

Published by Cleverly Changing Press. Copyright protected.   978-1-7350498-5-4 The Ultimate Sickle Cell Activity Book

Where Can Crisis Occur? - Page 50

People with SCD can have a crisis anywhere blood flows.

SCD Effects the Body - Page 51

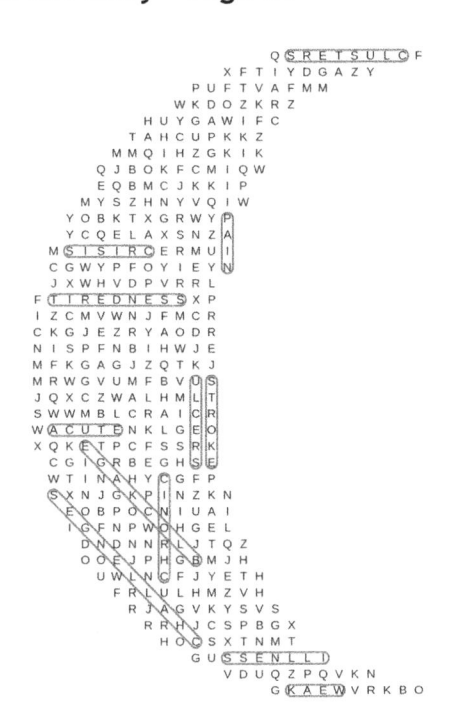

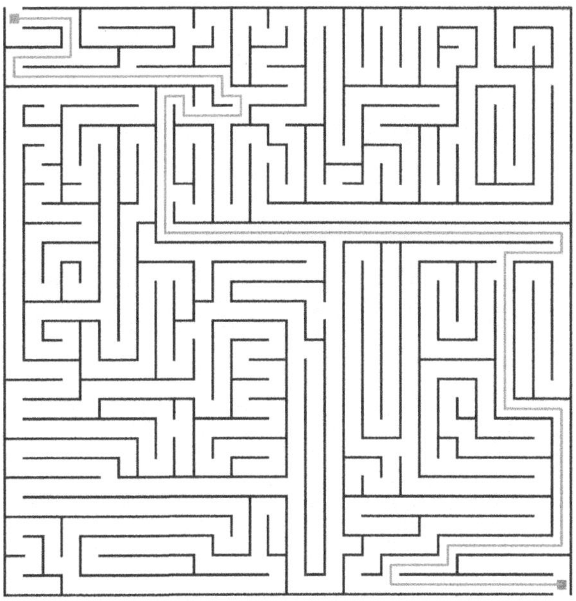

Possible SCD Complications - Page 52

1. Pain Crisis
2. Hand-foot Syndrome
3. Priapism
4. Jaundice
5. Hemosiderosis
6. Acute Chest Syndrome
7. Delayed Puberty
8. Splenic Sequestration
9. Retina Damage
10. Deep Vein Thrombosis
11. Stroke
12. Leg Ulcers

Sickle Cell Warrior Word Search - Page 58

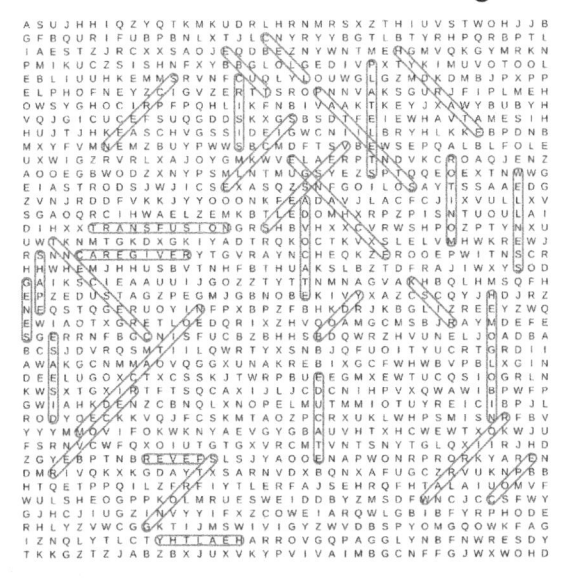

Facts About Sickle Cell Disease - Page 59

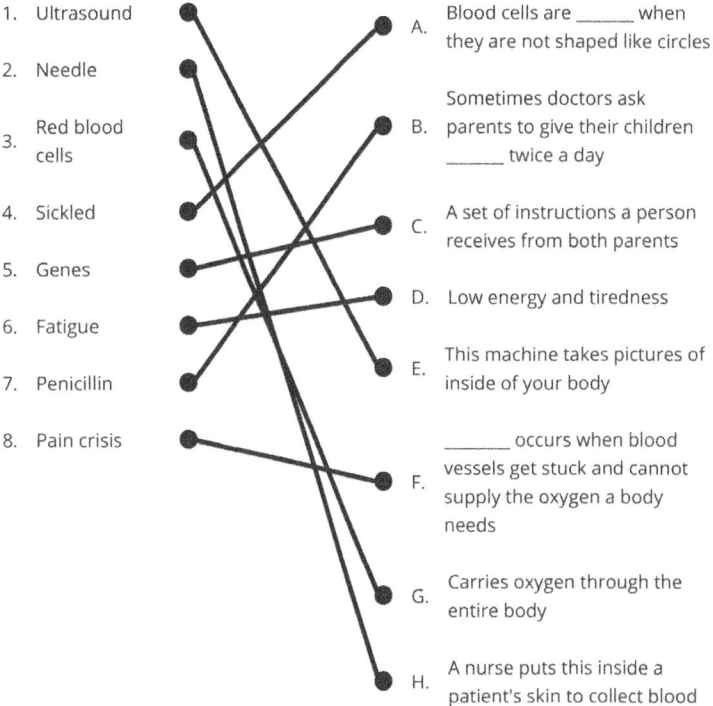

1. Ultrasound
2. Needle
3. Red blood cells
4. Sickled
5. Genes
6. Fatigue
7. Penicillin
8. Pain crisis

A. Blood cells are _____ when they are not shaped like circles
B. Sometimes doctors ask parents to give their children _____ twice a day
C. A set of instructions a person receives from both parents
D. Low energy and tiredness
E. This machine takes pictures of inside of your body
F. _____ occurs when blood vessels get stuck and cannot supply the oxygen a body needs
G. Carries oxygen through the entire body
H. A nurse puts this inside a patient's skin to collect blood

Maze - Page 60

Genetics of SCD - Page 66

Across
3. Genetic
6. Chromosomes
7. Condition
8. Blood

Down
1. Inherit
2. Hemoglobin
4. Cure
5. Abnormal

105

Published by Cleverly Changing Press. Copyright protected.

978-1-7350498-5-4 The Ultimate Sickle Cell Activity Book

Areas With Large SCD Populations - Page 67

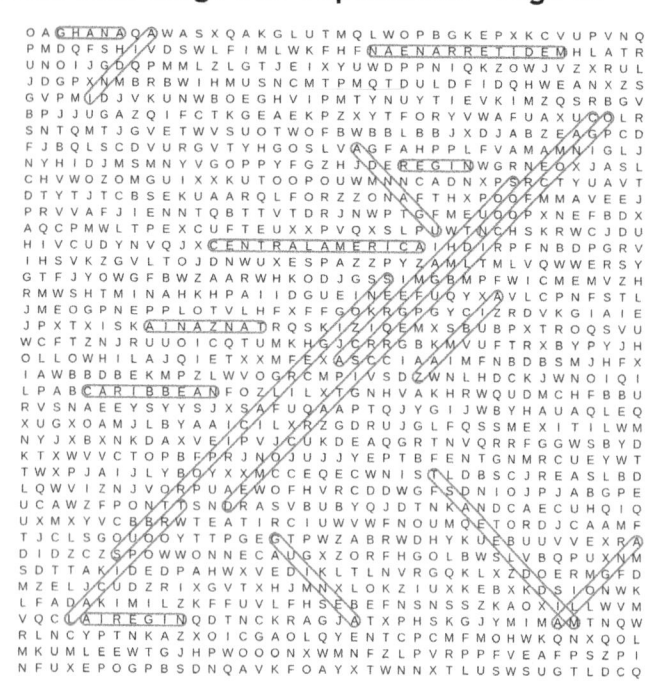

Maze - Page 71

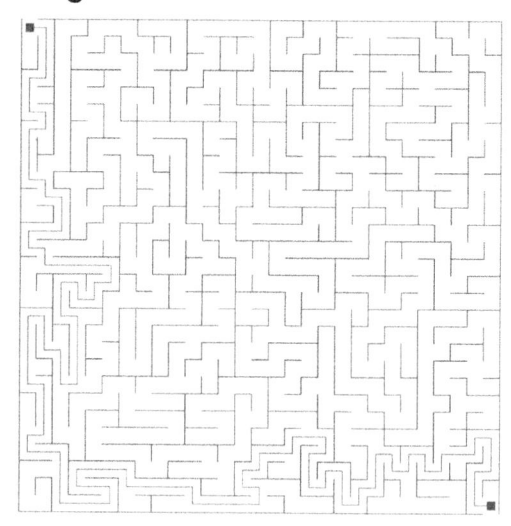

SCD True or False - Page 68-69

1. False	6. False	11. True
2. False	7. True	12. True
3. True	8. True	
4. True	9. True	
5. False	10. True	

10 Ways to Stay Healthy With SCD - Page 77

Across
2. Hydrate
4. Exercise
7. Rest
8. Appointments
10. Questions

Down
1. Medicine
3. Vegetables
5. Reminders
6. Test
9. Listen

Maze SCD - Page 78

Special Days and Months to Remember - Page 70

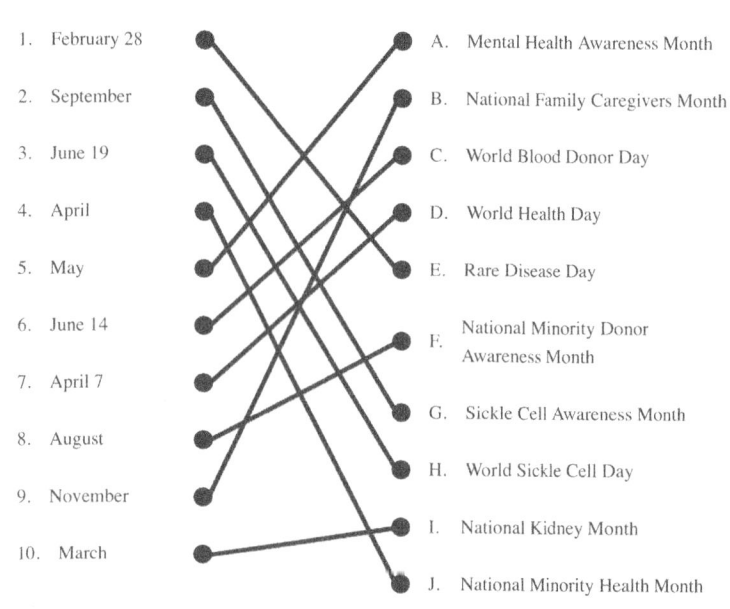

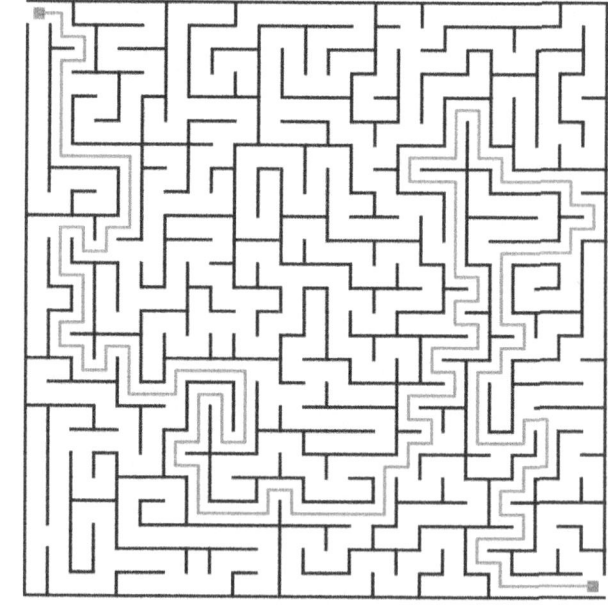

1. February 28
2. September
3. June 19
4. April
5. May
6. June 14
7. April 7
8. August
9. November
10. March

A. Mental Health Awareness Month
B. National Family Caregivers Month
C. World Blood Donor Day
D. World Health Day
E. Rare Disease Day
F. National Minority Donor Awareness Month
G. Sickle Cell Awareness Month
H. World Sickle Cell Day
I. National Kidney Month
J. National Minority Health Month

Hydration Word Scramble - Page 79

1. Alkaline
2. Distilled
3. Mineral
4. Infused
5. Sparkling
6. Tap
7. Purified
8. Glacier
9. Spring
10. Well

Hydrating Foods - Page 80

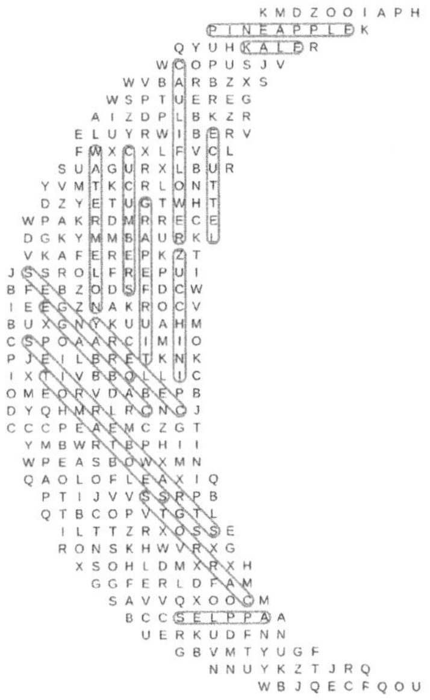

Maze - Page 93

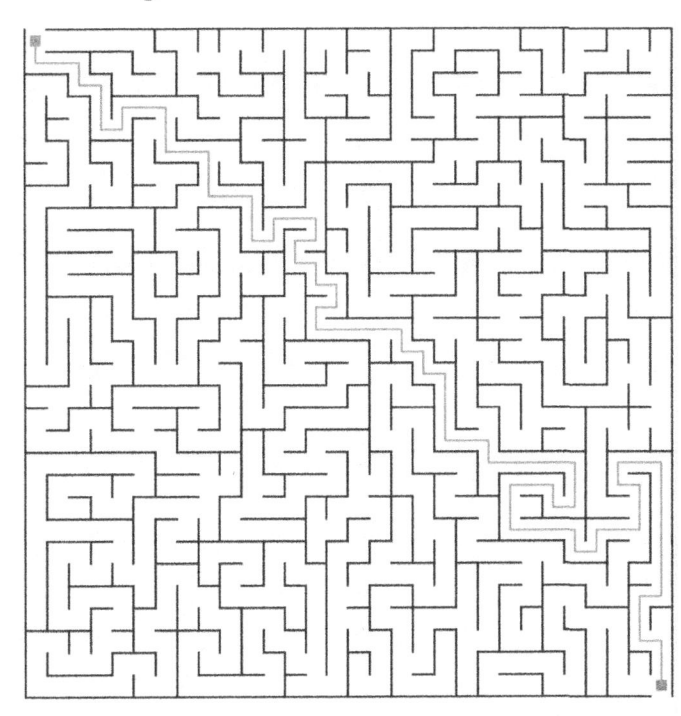

Affirmation Secret Code - Page 84

You are beautiful and amazing!

Mental Heath Word Search - Page 85

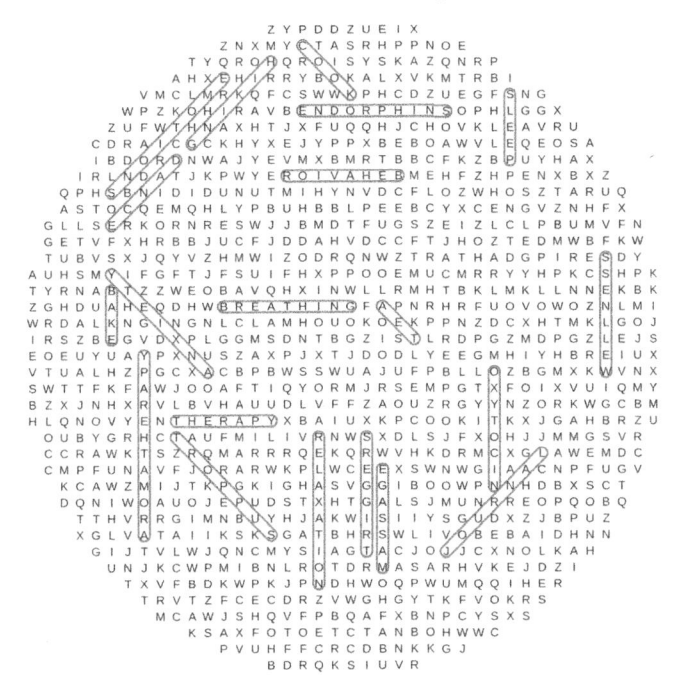

Treatment Sickle Cell Word Search - Page 94

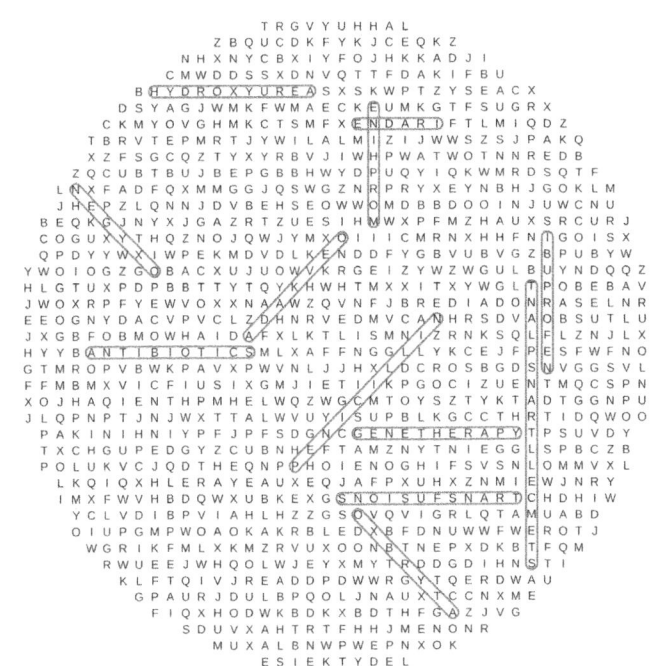

Doctors Who Treat SCD Complications - Page 92

1. Hematologist
2. Nephrologist
3. Cardiologist
4. Neurologist
5. Ophthamologist
6. Pulmonologist
7. Psychiatrist
8. Nutritionist
9. Occupational Therapist
10. Pain Managment Specialist

SCD Treatment True and False - Page 95

1. False
2. True
3. True
4. True
5. True

Published by Cleverly Changing Press. Copyright protected. 978-1-7350498-5-4 The Ultimate Sickle Cell Activity Book

Support Sickle Cell Charities

People can support others with sickle cell disease by donating blood, joining the Be The Match Registry, hosting a blood drive, following scd organizations on social media, participating in sickle cell-related events, and more. There are many organizations that support sickle cell disease-related causes, and a portion of the sales of this book go to a reputable sickle cell charity. Here are just a few organizations that you can partner with and support.

As One Foundation (asonefoundation.org)

Dreamsickle Kids Foundation (dreamsicklekids.org)

MTS Sickle Cell Foundation, Inc. (mythreesicklers.org)

Sickle Cell Community Consortium (sicklecellconsortium.org)

Sickle Cell Disease Association of America (sicklecelldisease.org)

William E. Proudford Sickle Cell Fund, Inc. (wepsicklecell.org)

About the Author

Elle Cole is a mom of twin daughters, one of whom is living with sickle cell disease. After she and her husband learned that their daughter had sickle cell disease, she wished there was a guide to help parents and kids understand more about the disease. Based on her own family's experience, she wrote *The Ultimate Sickle Cell Activity Book*.

Elle serves as a parent advocate for sickle cell disease and type 1 diabetes. She is an ambassador for St. Jude Children's Research Hospital and raises awareness about genetic disorders and autoimmune diseases to help improve the quality of life for people living with these illnesses.

Elle is a recipient of a Bronze Congressional Award and has been featured on NPR, ABC 7, BBC World Service Radio, NBC Washington, and has been a featured guest on many podcasts. She is a writer, motivational speaker, and social media strategist.

She is also a passionate storyteller and podcast host. You can listen to The Cleverly Changing Homeschool Podcast on Apple Podcast or on her parenting blog at www.CleverlyChanging.com.

Did you find this book interesting or helpful? If so, please leave a review on Amazon, request this book at your local library, and ask a doctor to share it with other patients.

Learn more about Sickle Cell Disease! Collect these three books.

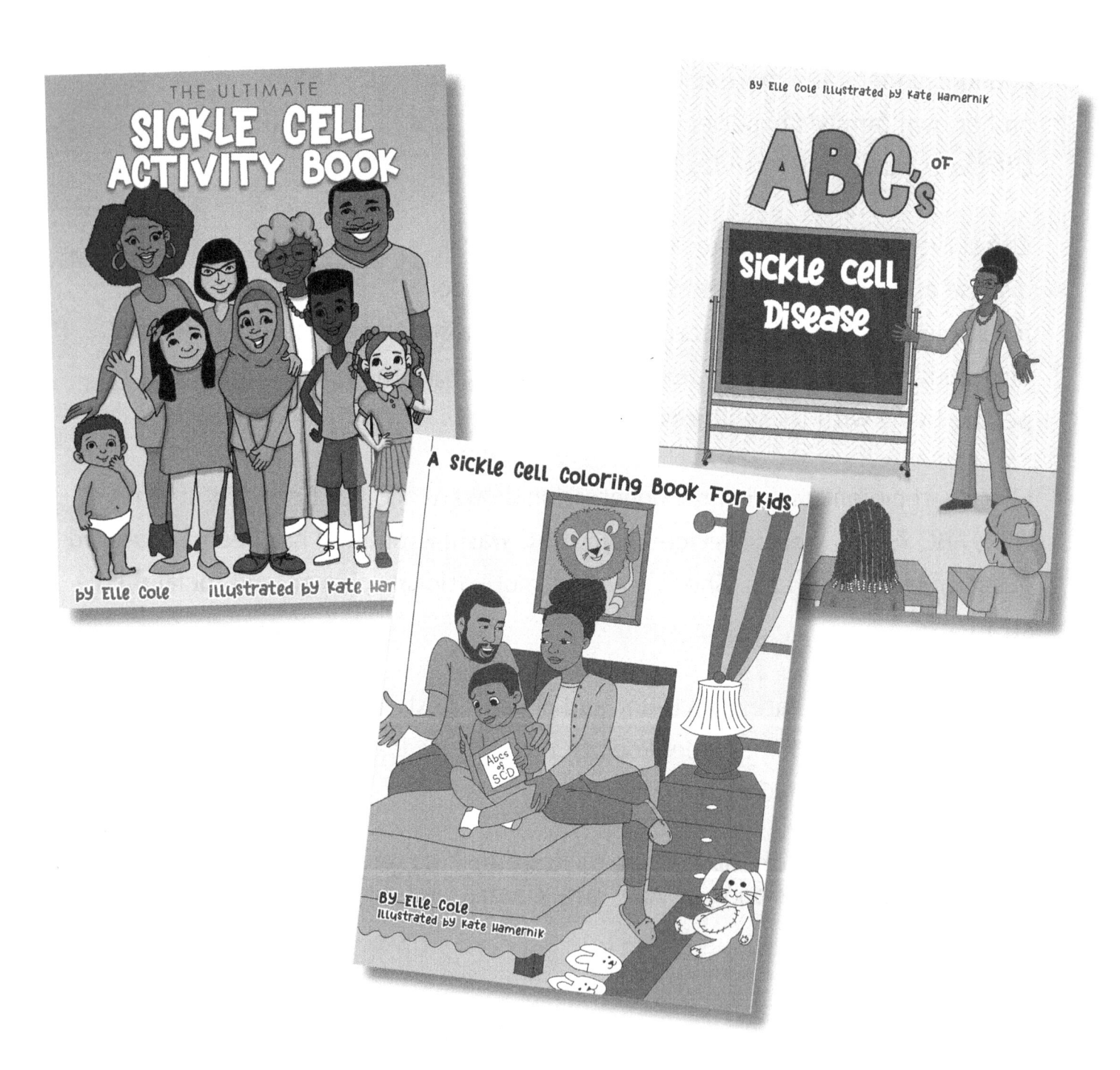

- The Ultimate Sickle Cell Activity Book — by Elle Cole, illustrated by Kate Hamernik
- ABC's of Sickle Cell Disease — by Elle Cole, illustrated by Kate Hamernik
- A Sickle Cell Coloring Book For Kids — by Elle Cole, illustrated by Kate Hamernik

www.sicklecellbooks.com

Made in the USA
Middletown, DE
25 March 2022